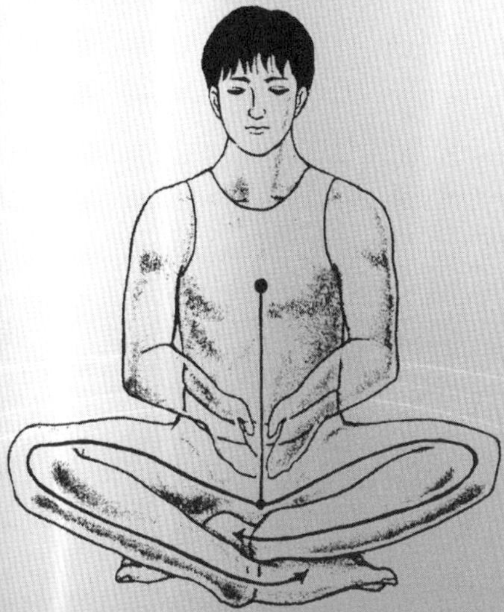

# 仙道氣功法

## 及應用

# 序言

氣功法起源於中國仙道，在某種意義上，算是正宗的仙道。最近由傳統的仙道分出來獨立發展。

其實，近代的氣功與傳統的仙道並沒有什麼差異，只是除去傳統的神秘部分，注重促進健康、醫療與武術等實用部分。比起傳統的仙道，推廣得更普遍。

國人自古以來就有一種認識，認為人的生存全憑一口氣，氣消失了，人就死了。相反地，氣充沛，人就可以發揮最高的功能。因此，許多人熱衷於練氣，練氣的方法就叫做氣功。氣功的特徵，是用特殊的呼吸與動作，使身體的特定部位感覺氣的存在，並且將氣運轉全身。

氣功的應用非常廣，可以治療疾病，增進健康，培養超感覺能力，甚至學習武術。

氣功的效果很大，在國內由於練氣功而得到成效者，不在少數。

氣功法是人類潛能的寶庫。因為它是替人們引導出各人所具有潛在能力的各種手段。

有些人利用它，根本並未接觸到對方的身體，就將他的疾病治癒了。

有人從離開對方的地方利用它，僅以手指的動作，便能像操縱傀儡一般，讓對方動起來。

有人以氣功法所產生的力量，將寶石弄碎，將鐵絲像麥芽糖一般彎曲。

有人以氣的力量，透視眼前某人的身體，正確地說出那人生病的部位何在。

有人則利用此方法，吸取遍佈於自然界的自然能源，而使自己具有超人一般的力量。

氣功法使利用它的發揮，令人覺得是特異的各種能力。

他們有的近乎所謂的「超人」，但他們並非與生俱來就具有這種能力。他們大多數都是極其平凡的人，但都是因為施行氣功法而蛻變為超人的。

那麼，產生如此超人一般力量的氣功法，究竟是什麼？它為何能做到那種程度？

想對此問題提出答案的便是本書。本書便是針對已經學過氣功法，而教導這些人如何應用的一本書。本書稱得上是以各種程度者為對象，擁有超乎各位讀者希望高度豐富的內容。

無論如何，這樣高級的氣的應用法，最能證明讀者的水準已經提高，對於氣功法的未來，能寄予無限的期待。

希望讀者能參考本書的方法，開發出更高級的訓練法及技巧，對於氣功法的發展有進一步的貢獻。

# 目錄

## 第二章　氣功法的基本技巧

## 第四章　超能力氣功法的開發法

## 第五章　超能力氣功法高級技巧

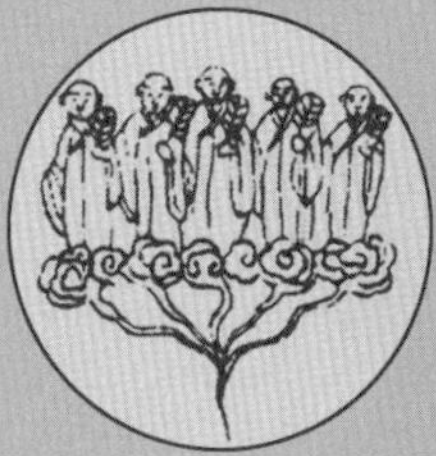

# 第一章

# 超乎想像的氣功

# 氣功的歷史與名稱的由來

氣功的歷史由來已久，最早論及經絡學（針灸學）的經典之作是《黃帝內經》。這本書是黃帝所編，實際編纂年代是春秋戰國時代。

書中記載「想避免虛邪賊風（外界入侵的惡氣），須處於淡淡的虛的狀態，真氣會隨之潛入精神內。」又說：「呼吸真氣，心神統一，皮膚與肌肉合而為一。」這就是氣功的要訣。

此外，《莊子》刻意篇也談到：「要做深呼吸，吐出舊氣，吸入新氣，像熊掛在樹上一樣，或者像鳥一樣做深呼吸的動作，就可長壽。」

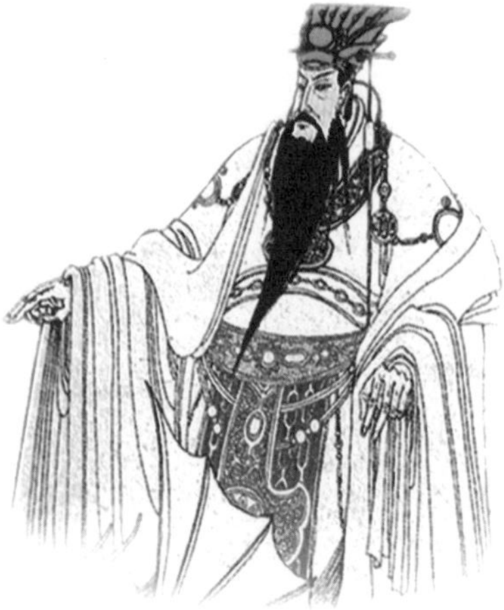

中國最早的帝王一黃帝

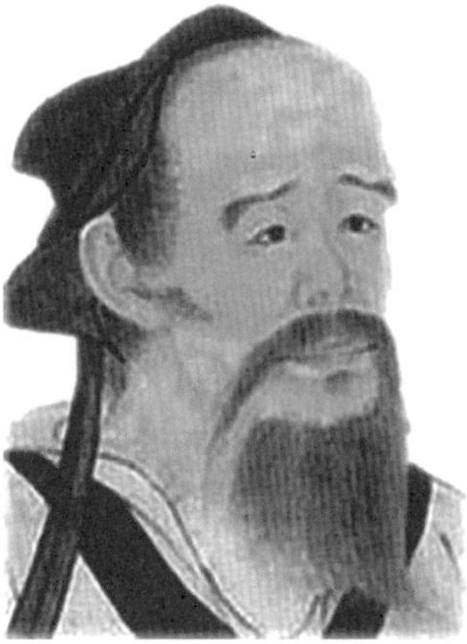

三國時代的神醫—華佗

漢代淮南王劉安所編的《淮南子》精神訓記載得比《莊子》更詳盡：

「呼吸的方法在於調整氣息，像熊掛在樹上、鳥振翅、鴨子游水、猿猴腳踏、鳶搖頭、老虎向後回頭等動作，這些都是養形態的一種方法。」

這些氣功的特徵是以動物的姿態或動作來呼吸。神醫華佗採用熊、猿、虎、鹿、鳥五種動物畫成五禽圖，編成氣功法。華佗以此五禽圖來練氣功，結果活到九十歲，眼、耳都沒有衰退，牙齒也沒有衰敗。他的弟子練成後活到一百十多歲，頭髮仍與年輕時一樣烏黑。

晉朝有本練丹書是葛洪的《抱朴子》，其中也記載氣功法。

隋、唐時代，仙道氣功法非常盛行。

例如，巢元方醫生所著的《諸病源候論》，記載二六〇種吐納導引（是一種

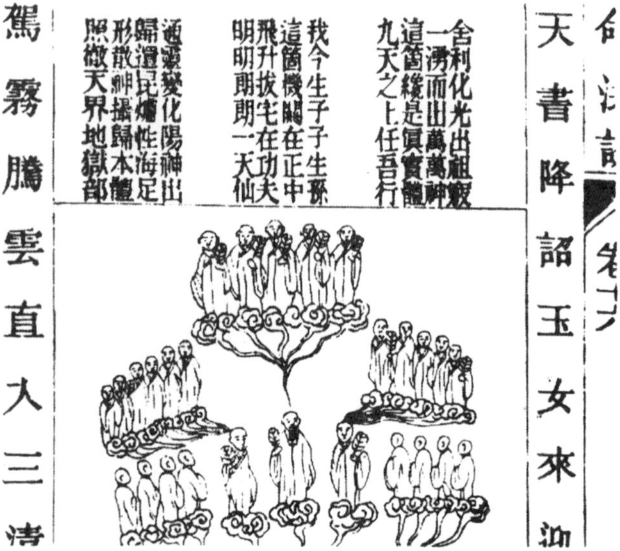


許多仙道書，都記載神秘的作法，不但如此，還記載有關氣功的練法。

氣功，以氣按摩的方法）。另外孫思邈編纂的《攝用枕中法》、《備急千金要方》中也有記載：

「要調和精神，引導氣息，必須選擇安靜的房間，關上門，備一張舒服的床，枕高兩寸半，身體側臥，閉目，在胸膈中囤積氣息，由鼻子緩緩吐氣，經過三百次呼吸，耳內就聽不到任何聲音，心情非常沉穩。」

其後到了宋、元、明時代，張安道的《養生訣》、張子和的《儒門事親》，朱丹溪的《格致餘論》等醫書，裡面也談到用氣功法來治病。這個時代出現許多中國拳法，那就是北宋張三豐所創的太極拳。傳說少林寺的七十二套拳法，也是一種氣功法。

清代是氣功完成的時代，席錫蕃所著的《內外功圖解輯要》中有八段錦（北宋陳希夷所編）、易筋經（少林寺流傳下來），以一百二十四張圖來解說。王祖源的《內功圖說》，除了十二段錦、易筋經之外，還有各種吐納導引法。醫書《醫方集解》也記載「針藥無效的病人」可以練氣功。總之，現在已經有很多有關的參考書籍。

氣功與中國仙道的關係，在道家《莊子》中已有記載，氣功與中國古來神秘的仙道有密切的關係，也可說是一種仙道，唯一與仙道不同的是，氣功去除了仙道神秘的部分，而採用健康法、醫療法、武術等實用的部分。

氣功的歷史由來已久，氣功法是現代的新名詞，最近六十年才廣為使用。

追溯氣功這個名詞，最早是晉朝許遜所著的《淨明宗教錄》，其中有一節「氣功闡微」，很可惜沒有流傳下來，所記載的大概與《莊子》所記載的吐納導引內功、靜功等道家的用語差不多。

## 發現描繪四千年前氣功法的甕

在此介紹也許是改寫氣功法歷史的一種歷史性報告，這是徐州醫學院附屬醫院的氣功法主治醫師劉德華先生所做的報告：

「一九七五年十二月，在青海的樂都發現了一個彩色的陶甕。這個甕高約三三・四公分，口徑約一九公分。它的表面上畫著一個裸體的人。根據調查，這個甕居然是四千年前的古董，根據《解放軍畫報》八四年三月第四期的記載，甕上的人像是當時父系社會下的代表性雕像。

以此意義來說，雕像確實是很重要的一個象徵，但它令人驚訝的地方不僅於此，因為它向我們展示了正在進行氣功法的姿勢。

舉例來說，人像的兩眼微微閉起，視線朝下，看起來好像是將意識集中於丹田。接著可以看見，嘴唇稍微張開，這表示正在呼吸。下腹則微微鼓起，兩隻手按在下腹。兩腳向左右打開，以稍微蹲下的姿勢站立著。這正是氣功法所謂的

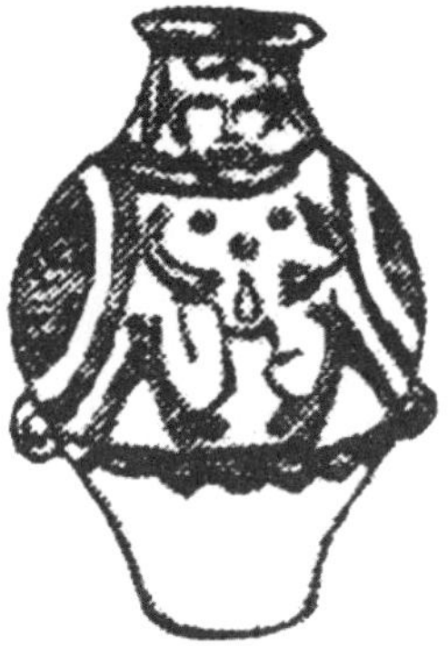

關於四千前的陶壺的一部分報告。刻劃在壺上的人物，採取馬步的姿勢。

『馬步』的姿勢。

上述人物所採取的姿勢，和稱為『膨祖功』的氣功法基本姿勢完全相同。而且人像兩邊的乳頭很大，由下半身陰部有大陰唇的存在，以及尿道的形狀，可以知道是一位女性。也就是說，人像是擁有男性的頭部、女性的身體，所謂『男首女身』的裸體像。

我得到中國歷史博物館齋吉祥先生的協助，調查了許多相同種類的人像，並從各種立場加以探討，終於可以肯定地判定，這確實是正在氣功法的雕像。那麼，為何氣功的雕像非畫成『男首女身』不可呢？

我認為其理由如下：首先是男性的頭部問題。因為在父系社會裡，是以男性的頭部為象徵。至於女身，它和頭部是男性有關。因為中國古代的氣功法（也就是仙道），被認為是基於陰陽原理的合而為一的想法而去練習。

那麼，為何雕像是裸體的呢？這可能是為了忠實地表示進行氣功法時腹部的狀態，所以才畫成那樣子。事實上，從西元前三世紀的馬王堆古墳裡所起出的氣功法圖像，人像也是上半身穿著衣服，但下半身卻是裸露的。

過去所發現和氣功法有關的圖畫及雕像中，最古老的是二千三百年前的《行氣玉珮銘》。氣功的源流是仙道，而一般都認為其最古老的資料是《老子》一書（但即使是此書，也只能追溯到二千五百年左右以前的歷史）。但是，上述的『男首女身』像居然追溯到四千年以前的時代。」

劉德華先生做了有趣的報告，引起許多話題。如果他的報告正確無誤，氣功法的史料便能立刻追溯到一千五百年以前。而那個年代，正是傳說中的王朝，也就是夏朝的時代。

只要從那個年代再往前追溯數百年，便能發現直接向神仙學習養生（氣功法）之術而編纂《黃帝內經》（以著述氣功法的書籍來說，據說是最古老的一本。不過現存的是西元前二世紀時所編纂）的古代的帝王黃帝的時代。

就此意義來說，它不僅是有關氣功法的歷史，更是很可能改寫中國古代史，饒富趣味的一份報告。

## 中國拳法所傳的氣功

太極拳是一種不可思議的拳法，拳法本身非常安靜而緩慢，是根據《周易》的太極為名。據說這種拳法是張三豐在武當山模仿各種動物的動作而創設的，在河南省的陳家溝非常盛行。

源於陳家溝的拳法，是一種充滿力量而穩健的拳法，一般所練的楊家、吳家等太極拳，看起來非常柔、非常緩慢，局外人會認為這怎能算是有力量的拳法。實際上，若得其精髓，可以發揮出意想不到的力量，只要輕輕推一個平常人，就可以推出幾公尺之外。

這種拳法，並非鍛鍊肌肉的力量，而是氣的力量。當然如鐵砂掌等硬功夫，也需要練氣，但是對象不一樣，練習的方法也不相同。

太極拳的對象，是如人體一樣具有柔軟性的物體，其破壞力，不像打碎物體的硬功夫一樣，而是運用其他方法，而且效果更好。

在中國拳法上，認為人體就像充滿水的皮囊，要破壞它，當然可以用強烈的外壓來破壞，但是對其內壓加以衝擊，效果更好。因此，被打中的部位，在體內的經絡或內臟會發生異常。

一般中國拳法練氣的方法可分內家拳與外家拳兩種，但是，並沒有嚴格的區別，因為在鍛鍊人體內部之氣的內家拳的拳法家，也有練外家拳；而鍛鍊外部筋骨的外家拳中，也有人練內家拳。

## 彎曲鐵棒、打碎岩石的鐵人

彎曲鐵棒，打碎岩石屬於硬氣功的範圍。這是大力氣功的硬氣功。

曾有人公開表演，在一個石臼上面放一根長一公尺，橫面積五×四公分的鐵棒。表演者在眾目睽睽之下登場，站在鐵棒前面向觀眾行禮，在體內蓄氣以待，對著鐵棒大喊一聲，用頭擊著鐵棒，將鐵棒打彎。

接著又搬來長九十三公分，寬三十六公分，厚十多公分的石碑，表演者運氣，對著石碑用頭敲擊，石碑立即粉碎。

接著另一位登場表演，手中拿著寬幾公分的鋼板，大喝一聲，就把鋼板捲在手臂上，等到全部捲完，再輕輕鬆鬆地解開。

這些不可思議的硬氣功，已傳了數千年。

此外，又表演載滿人的大卡車由肚子上輾過的特技。表演者躺在地上，由四個大男人搬來一塊很厚的板子放在他的身上，然後讓滿載人的大卡車，從板子上輾過，當卡車來到板子前面，觀眾都非常緊張，因為板子下躺著一個活人。

車子要通過時，他大喝一聲，大卡車就由肚子上開過去。然後四個大男人把板子抬走，他若無其事地站起來向觀眾行禮。

這種大力氣功在中國由來已久。「迷蹤派拳功」已經有所記載。民國十四年曾有兩位名師公開「心口碎石」、「手曲鋼條」、「仰臥釘床」等特技表演。

例如表演「硬體碎磚」，表演者的肘部堆著七、八塊磚石，另一個人以幾公斤重的大鐵鎚，用力鎚下去，被打者運氣之後，磚打得粉碎，身體卻毫無損傷。

最精彩的表演就是「雙風灌耳」與「鐵錘貫頂」，前者是側著頭，在耳朵上堆著幾塊磚塊，後者則在頭頂上堆八塊磚頭，分成兩排，由另一個人用大鐵鎚在磚上用力打，磚塊打得粉碎，表演者仍然毫髮無傷。

另外，也有以牛或汽車為對象來練氣功的。如抓著牛角比力氣，還有拖著開動的汽車，向相反方向拉。

硬氣功的歷史已經很久了，與增進健康的氣功法同樣是很新的氣功法，其中有鐵砂掌、金鐘罩、鐵布衫等硬氣功。

鐵砂掌是用細鐵粉由幾公分鋪到幾十公分厚，在手掌上運氣之後，在鐵砂上面打擊鍛鍊出來，未練成之前，手掌可能會內出血，這時必須服用鐵打損傷藥，等練成之後，就會有超越常人的破壞力。

鐵砂掌練成之後，可以用手掌打碎好幾塊磚，此外，一掌可以擊碎兩個大男人才抬得動的大花瓶。

一般以掌擊磚塊的練功者，一次只能打碎十幾塊磚，名師一次可以擊碎三十六塊磚。

三十六塊磚堆起來猶如一座小山，令圍觀者緊張不已，但是，表演者站在磚前大喝一聲，運足全身之氣，肌肉如鋼鐵一樣，又大喝一聲，用手掌向磚上打下去，轟一聲，附近的空氣都為之震動，觀眾也被碎磚片打到。

表演者又拿一條鐵帶子，一頭叫幾個學生拿著，另一頭捲在自己身上，運氣之後，把鐵帶捲在身上，捲完之後再運氣解下來。

最後他又表演了一手高超的功夫，手中拿著幾個鋼球，夾在大拇指與食指、中指之間，大喝一聲，用力一夾，鋼珠好像在壓榨機下變了形一樣碎了，令觀眾讚不絕口。

## 身輕如燕的練功者

將形意拳簡化為柔的功夫，稱為大成拳，這種拳法雖然不需要練硬氣功，但是力量非常厲害，只要稍碰一下，可以使對方輕輕飛出去。

這種拳法，是以柔軟的方法來練氣，因此也可以用在治療疾病，如站樁法，已流傳很廣。

一般形意拳包含各形各色的功夫，出了許多剛、柔代表的名人。

所謂的十二形拳，即龍形、虎形、熊形、蛇形、鴿形、鷹形、馬形、鷂形、猴形、燕形、鷄形、鼉形等。這些都是模仿動物的動作所創的拳法，如崩拳一樣，雖然同樣是形意拳，又稱為五行拳，分成橫拳、炮拳、崩拳、鑽拳、劈拳等五種。

十二形拳的動作，就像這些動物本身的動作一樣，不僅是動作而已，也具有無比的威力。

例如蛇形拳，手就好像蛇的鐮刀頭一樣，身體猶如蛇在地上活動一樣。

表演燕形拳，身體可以壓得很低，好像燕子的動作，在幾十公分高的長凳子下「咻！」一聲，一股作氣，向空中飛出去，而且可以飛到河的對岸。除此之外，更可吸在牆上幾分鐘都不會掉下來，好像壁虎垂直地釘在牆上般。

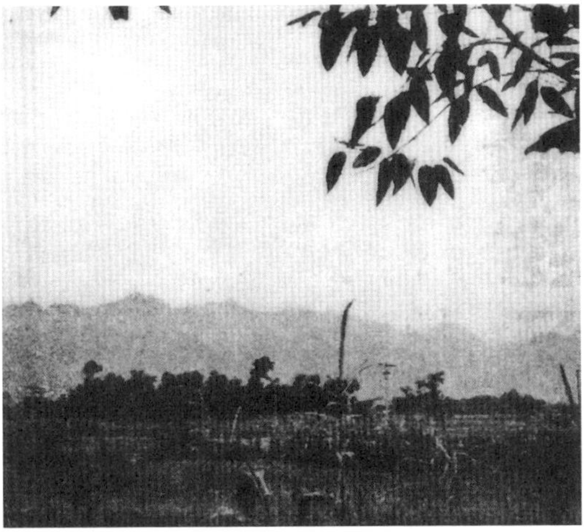

四川省的青城山是仙道的發祥地，從前有很多道士曾在此修行。

輕功並非八卦掌所專有的，像同樣是內家拳的太極拳，屬於外家拳的少林拳、通臂拳等，也練習輕功。

例如鄭子太極拳的創始者鄭曼青，年過八十還可以施展輕功，跳過五公尺高，他已經將太極拳練得爐火純青的境界，過去曾接受法國電視台的邀請表演功夫，三位高大的法國人還沒有碰到他的身體，就全倒下來。

這種功夫，是能夠完全控制氣的力量來加以應用，就像普通人一樣，肌肉會隨著年齡而衰老，但氣的力量卻不會減弱。

外家拳中的通臂拳，最注重輕

功，這種拳法在雜耍中也會時常見到。

據說這種拳法是一隻年老的巨大白猿所傳授的，通臂就是兩隻手臂互相牽牢。據說白猿伸出一隻手臂時，另一隻手臂就會短一點，當然這只是傳說而已，實際上，通臂的意思是手、手臂、背、腰呈一直線，使其通氣的意思。

這種拳法與八卦掌一樣，是研究叫仙道的道士所傳授，最先是由四川省青城山（仙道的發祥地）一位韓姓道上，住在北平白雲觀，傳給王占春，從此傳於世。

這種秘傳的拳法就是五行通臂拳。五行是木、火、土、金、水等五種，其中土門是最高的秘傳，土門就是遁甲術。

擅長這種拳法，就會奇門遁甲之術。清末民初的張策即此中高手。

張策是河北省香河縣人，童年就立志於拳術，與族人張大相學少林拳，與楊露禪學太極拳，由王占春傳授通臂拳。

張策的前半生有很多傳說，那一種傳說是正確的，已無從考據，但是有一點卻是可以確定的，那就是當他年老時，大家都叫他醉鬼張三。也許是由於前半生欺人太甚，心理作祟，到年老之後就終日酗酒。

但是，他的拳法並未隨著年老而衰退一點。根據《醉鬼張三傳》，張三在少年時曾學過奇門遁甲，因此經常神出鬼沒，為拳法家所不齒。

在《醉鬼張三傳》中又有一段記載。

有一次張三偷偷進入侵占他父親財產的叔父家中，只丟一顆石頭打破玻璃，又毀壞煤油燈，一陣風似地，帶著許多錢財逃走。

他的叔父也有武功，在漆黑的屋內向他砍一刀，就被他逃得無影無蹤，打開窗戶，只見地上有血跡，卻沒有腳印。

張三說當時他是由圍牆跳到樹上，像鳥一樣，從窗戶的裂縫跳進去，並未著地，拿到錢財之後，又從窗子飛出去。

由於他練過通臂拳，才具有這種身手。當他練通臂拳時，把雙腳綁起來，不要讓它彎曲，只用腳尖由坑洞內跳出來，經常這樣練習。

剛開始只能跳起一分（十分之一寸），練了五、六個月就可以跳到一寸。

如果要從四尺深的坑內跳出來，必須每天不斷地練習二年。五年之後，就可以由五尺的深洞內垂直跳上來。

練到這種程度，師父就叫他跳上屋頂，去抓鳥，最後又叫他到十公尺高的樹梢去抓鳥。張三以為無法辦到，不過仍然要試試看，竟然被他抓到。聽起來好像神話一樣，如果練輕功，同時練氣功，就有可能成為這樣的超人。

## 以一指打動氣功高手的少林僧

張三這種超能功夫，有些氣功專家還比他厲害，這些人都是為了修道而修行的。

《中國武術》的作者李英昂的師父真如白梅，是個氣功專家，也是個和尚。據說他深得少林拳的真髓，當然他的目的不只為了增強體力，而是在於修道。也許是這種關係，他的氣可以離開身體。以下就是他的故事。

有一天，有一位精於氣功的男子站在台上，做一個馬步姿勢（即沉腰的姿勢，是氣功的基本架式），運足氣向觀眾說：「你們可以使用推或頂的方法，試試看能不能讓我移動。」

許多自認為很有力氣的人，輪流想把他移動，他卻像岩石一樣，一動也不動。這位氣功專家對在場的真如師說：「我曾修練一點功夫，你要不要試試看？」

真如師一面笑一面回答：

「好啊！我也有一點功夫，只要用一根手指就可以推動。」

此人站在台上自認為很有力氣，沒有人可以推得動他，現在站在地上，大概也不可能推得動他。

但是真如師站在他的後面，真的只用一根手指，大喝一聲，指尖向前一伸，便使此人向前移動三尺。

此人對他說：「你手指上所出的氣的力量，大概有三百斤（相當於一百八十公斤）」。

據真如師所說，這種力量與身體的穴道有關，運氣之後，點準穴道，便可產生意料不到的力量。真如師具有相當於氣的力量，他的師父比他更厲害，已經達到一般人無法想像的境界。

他的師父住在湖南省岳麓。

真如與師父是在湖南省湘江的船上相遇，那時他還年輕，為了修練拳術，到各處去巡訪。

在船上他仍然勤練武藝，被一位禪師看見就笑了笑，真如很認真地對他說：「有何好笑！」

他回答說：「你所練的拳一點用處也沒有，所以我笑。」

如此可惱了真如，就對他說：「那麼，請接受我三拳試試看。」

「你想試就試試看吧！」這位禪師很輕鬆地回答。

對方看起來年紀已經很大了，因此真如只隨便地向他擊出一拳，但是就在這一剎那間，有一股很重的衝擊力反彈過來，這位禪師還是站在那兒笑。

這次真如就加上一點力量，正式一擊，又有一股衝擊力彈過來，真如不由自主地向後退了幾步。禪師的身體卻像岩石或大樹一樣，一動也不動。他想：「這傢伙真有兩下子。」

於是用盡全力向禪師打過去。但是，這一拳比前兩拳加倍的衝擊力反彈回來，打的力量愈大，反彈的力量也愈大。

這位禪師對他說：「再來一拳，如何？」真如已經痛得不得了，只有服輸。禪師對他說：「就是這樣，我才說你學的功夫不管用，如果你有心學習，三天之內可以到岳麓廟中找我，我會教你真正的氣功。」說完，就不見人影。

真如與這位禪師學少林拳與氣功，過了幾年，仍然無法學到師父的真功夫。氣的力量與膂力有所區別，故又叫做「勁」，因此太極拳對於發氣，就稱為「發勁」。

真如無法了解勁與力的差別在那裡，因此學得很少，仍然無法把勁道引出來。

有一天老禪師帶真如到廟後面的竹林內，叫他砍下一根竹子，對他說：「那邊有一棵樹，普通人必須用斧頭用力砍幾次，才能砍倒，他所用的是『力』，現在我手中拿著這根竹子，只打一下，就可以把樹砍倒，這時所用的就是『勁』，你要仔細看。」

說完大喝一聲，運足氣，對準樹幹一擊，一瞬間發出很大的聲音，眼看著樹應聲而倒。

真如看了這種情形，仍然無法分出力與勁的差異，只認為是威力有差異而已。的確，如果無法了解這種差異，是無法練成真功夫。然而真正令真如吃驚的，不僅如此而已。

有一天真如與老禪師到長沙去，回到岳麓已經夜深了，岳麓下有一條河流，本來有渡船可以渡河，但是這時因為太晚了，兩岸都見不到一艘船，真如到處去找，仍無法找到。

紀禪師說：「不用找船了，我背你渡河。」

說完就背起真如，真如心想師父是不是要渡水過去，一看禪師的腳，並未踏入水中，而是踩在水面上，好像在路上走一樣，很輕鬆地從水面上走過對岸。

此後，還看到禪師許多驚人的功夫。

有一天，老禪師因事外出，真如也因為有事要辦，就鎖上廟門出去了。當他回來時才發現鑰匙忘了帶出來，心裡非常著急。在無技可施之下，真如找到一根細竹子，從門縫中伸到放鑰匙的桌上，仍然無法拿到。

這時禪師回來了，真如告訴他忘了帶鑰匙。禪師說我來拿。這時，真如把細竹子交給禪師，禪師說我不用這個。

禪師把手伸向門縫，對著鑰匙招手，好像在開玩笑似的，但是鑰匙卻像被磁鐵吸了一樣，一點一點向前移動。

令真如感到非常吃驚，鑰匙離得愈近，移動得愈快，最後「碰！」一聲就已經落在禪師手上，真如看得目瞪口呆。

禪師這種功夫，已經超過單純武術的氣功，達到超能力的領域。

## 一小時旋轉五千次的驚異氣功法

現在所要介紹的氣功法，連它的鍛鍊法都和其他的氣功法不同的旋體功，其鍛鍊法本身，以氣功法來說，就已經是超乎尋常了。

這種氣功法，是一方面讓身體旋轉，每秒約一周半（五四〇度），一方面做各種各樣氣功法的動作，是一種與眾不同的氣功法。據說，熟練的人，居然能在一小時內讓身體旋轉五千次之多。

浙江中醫學院曾邀請了實際上熟練此氣功法的人士，讓他們實地表演並加以研究。該學院體育教研室的主任梅宏先生，也做了報告。

根據他的報告，他們是在一九八四年邀請深諳旋體功的氣功家張榮堂，到學校作實地的表演。

張先生是杭州鐵路分局的幹部，從小便體弱多病，一直深為疾病所苦，於是才開始練習氣功法。因為他不斷地鍛鍊自己，原本的宿疾如支氣管炎、心臟病、頸椎異常等慢性病，以及進入老年後所患的老人性視力減退，全都治癒了。

這種旋體功，也稱為旋轉氣功，其特徵即在於旋轉身體時非常迅速，快到令人目眩的程度。

在進行實地表演時，時間規定是二十分鐘，而在旋轉中，由梅先生發出指令，請張先生做出各種各樣不同的動作。如此一來，正在看他表演的教師及學生們，不僅對他這種了不起的氣功產生興趣，也能觀察到他們自己的人體機能。

當張先生走進會場時，教師及學生們都擁向他的周圍，拍手歡迎他，所以，他實地演出的地方，變成只有直徑三公尺左右的大小。看到這種情形時，梅先生覺得如果要表演旋體功，場地實在太狹小了，所以，很擔心張先生會不會在旋轉時撞到人而造成傷害。

但張先生極有自信地說，有這麼大的地方就足夠了，絕不會撞到人。

當梅先生請他開始表演時，張先生便開始運行內氣。不久之後，他的身體立刻做旋轉運動。那種樣子，宛如燕子在飛舞的動作一般，旋轉得既輕盈又迅速。因為動作實在太快了，快到看的人甚至覺得目不暇給，很難趕上他的速度。

不久之後，梅先生按照預先說好的程序，請他脫去上衣。此時，他在仍保持旋轉運動的情形，將鈕釦一一解下，在旋轉之中，將脫下的上衣交給梅先生。這種情形，實際上是在令人難以置信的劇烈旋轉運動的過程中進行的。

他的控制力及平衡感確實是超人一等、出類拔萃。之後，當梅先生每隔幾分鐘便命令他做「前拱」、「抱丹」、「雲手」、「抱球」、「叉腰」、「鳥飛」（以上都是旋體功的動作名稱）等動作時，也都在完全不停止動作的情況下，轉換動作。

其中最困難的便是稱為「抱丹」的動作，那是將雙手拇指的虎口部分交叉，按在下腹上，同時進行旋轉運動的動作。一般而言，如果是伸出手的狀態，比較容易保持身體的平衡，即使做急速的旋轉運動，也並不那麼困難。但做「抱丹」這個動作時，因為將手按在下腹處，所以，此時必須靠腳來保持身體的平衡。對於一秒內旋轉五四〇度的氣功法，只能說這種神乎其技的「功夫」是最高境界的技巧。在場親眼目睹張先生動作的人，都佩服得不斷發出讚嘆聲。

接著，梅先生想要調查正在旋轉中的張先生的大腦機能，接二連三地給與他指示的方向。此時，張先生也完全按照指令完成動作，當梅先生說「東」時，他便指著「東」，說「西」時他又立刻指著「西」。雖然旋轉得這麼迅速，他的頭腦卻處於非常清晰的狀態。對於這樣的事實，大家不禁驚異不已。

由於原先預定的二十分鐘到了，所以便問正在計測旋轉次數的人員，那人回答說：「已經旋轉了一千七百次。」梅先生宣佈：「停止。」此時的結果如何，他居然沒有再做多餘的旋轉運動，立刻在他站的地方停住不動。

他這種能力，和慣性的法則完全扯不上關係，在被指定的位置，能隨心所欲地開始或停止旋轉的動作，而絲毫沒有做多餘的旋轉。而且他幾乎沒有感覺到疲勞，表演結束後，他也沒有休息，便輕鬆地回答正在看他表演的人對他的發問。

張先生是五十出頭的壯年男子，體重約九十公斤。但他每次都能如此長時間地快速旋轉，叫他停他便能立刻停下。而且停下之後也沒有喘息、疲累的現象，所有看見這種情形的人們，覺得有如謎一般，非常驚訝。

「張先生這種能力，也就是急速的旋轉能力，旋轉時的平衡機能，以及肉體的控制力、瞬間瞭解方向的能力，都遠超乎一般人的生理機能。這些可以說在航空工學、醫學、體育等各方面，都提出了許多有待加以研究的課題。」

梅先生進一步說道：

「因為這已超越單純的醫學範圍，所以如果可能，希望有其他科學領域的人士進一步去研究它。」

由這番話可以知道，氣功的能力並不是特異的、常人不可及的，以上正是讓我們瞭解氣功法並非超乎常識的一個實例。

# 直接攝取自然界能源的氣功法

如果說旋體功在動作上是與眾不同的，那麼，下面所要介紹的炭火功，可以說是在手段上特別與眾不同的氣功法。

這是利用正在燃燒中的炭火，其能源的氣功法，將氣攝取到身體中，予以強化，它有初級、高級兩個階段，隨著技巧的熟練程度，也能以炭火代替太陽，的確十分神奇。

一般而言，初級功適合於體弱的人，因慢性病而苦惱的人開始做最佳。至於高級功不僅對強身、長生不老有所助益，據說，甚至能磨練出強力的武術力量。

練習的內容，無論初級、高級都是由吐納、操身、練架、補氣、操頭等五項所構成，而和其他的氣功法相較，它並沒有任何特別顯著的動作上差異，完全是練氣的手段上的特殊。

現在介紹屬於河北省保定市氣功研究會，一位叫錢進的人所做的報告。

想練習炭火功的人，早上在不太大的房間裡，放置炭火燒得紅紅的爐子（直徑約二十公分），和一個大小相當，裡面裝水的容器。然後，向著炭火做初級功的各種動作。

一般而言，都是以站立的狀態進行這些動作，不過，體弱多病的人也可以躺臥的狀態進行。

約二・四公斤的木炭，便能使四十人一起練功。以一百天為單位去做，等疾病治癒了，就不需再用炭火，只要面向早晨的太陽練功即可。

以上只是有關炭火功的幾點皮毛而已，如果能介紹所有實際上的動作，就更加理想了。總之，它是由幾個氣功練習者圍繞著火爐，彷佛舞蹈一般，做出各種各樣的動作，如此吸取氣，達到練功的目的。

這是令人有如看到古代火祭一般很不可思議的氣功法，和其他的氣功法相較，這種炭火功由於一開始便能吸收強烈的能源，因此，效果非常宏大。

隨著動作的習慣、熟練，漸漸地就會產生一股力量，所以，將這種湧出的力量衝向木板或砂袋時，便能達到鍛鍊的效果。最後，一方面做此氣功法的動作，

# 炭火功

河北省保定气功研究会　钱　进

炭火功，又称"练小气"法，属有声息气功，是动静结合的功法，只要按照要领去做，是不会出偏差的。过去由于传授严格，故此功法仅被少数人掌握。本人秉承天津市已故老中医陈跃五先生的功法，并结合自己练功的体会，将此功法整理为初级功法和高级功法两部分。初级功法适合于体质较弱、病情较重或初学者，尤其是对某些患有慢性疾病的人更合适。高级功法是在初级功法的基础上，完善炭火功的全部动作要领而加大了锻炼强度，可作为强身防病、延年益寿、武术健身之用。

炭火功初级功法和高级功法，均包括吐纳、拍身、练架、补气、摇头五部分，是一种连贯性的整体自我锻炼的功法。

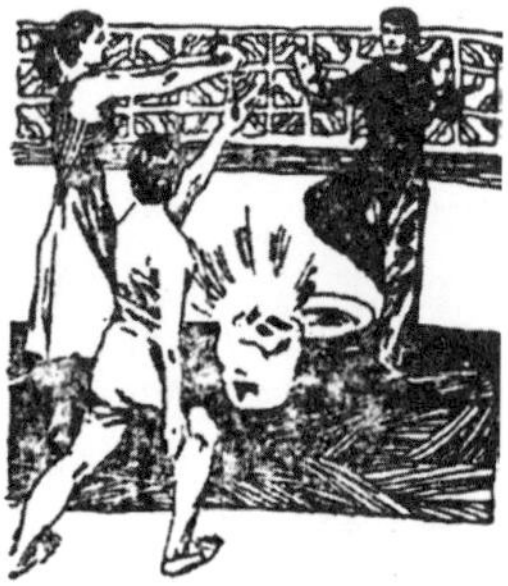

炭火功初级功法

一、吐纳：

1.基本要领：

体态：神宜内敛，虚灵顶劲，含胸拔背，沉肩

中國大陸雜誌中介紹的炭火功。它好像圍繞著炭火而做出初級功的各種動作。

一方面吸收太陽的能源。據說，僅僅這麼做，便能獲得超人一般的武術力量。

如果從一般常識性的氣功法來看，在炭火向前做出動作，似乎並不具任何意義，但事實上，如果從氣功法更高度的階段來看，這樣做含有非常重要的意義。那是因為，氣功法的最終目的，不僅在於加強自己本身的氣而已，同時也在於自由自在地攝取遍佈於自然界的能源，使它充滿了自己的身體。不過，幾乎所有的氣功法都認為，一開始就那麼做是不可能的，所以才沒有那麼做。

也就是說，像炭火功那樣，在初步的階段，就將氣的吸收編入練功的體系中的氣功法，就某種意義來說，可以說是非常罕見的。

但是，這樣的氣功法似乎不是炭火功的「專利」，根據調查，另外還有以同樣想法去練氣功的氣功法。那是一位住在香港名叫沈餘生的氣功研究家，所報告的氣功法。雖然沒有特別冠上名稱，但因為它是使用太陽的能源，所以暫且將它命名為「太陽能源氣功」。由普通的氣功法來看，它是非常與眾不同的，不過他卻說，這還算是比較普遍的一種氣功法。以下來看看他的報告：

「數十年前我仍在中國大陸時，我的氣功師父曾說，練氣功時必須有光。白天當然沒問題，但晚上需點蠟燭或燈火，也要點亮，使房間多少有一點光亮，半閉著眼睛去吸取光。因為他特別強調這點，所以我仍記得很清楚。

後來，我從某項體驗中才得知為何必須這麼做的理由。

我當時是以仙道的方法讓陽氣（熱氣的感覺）沿著背骨上升。但是，碰巧當我緊閉著雙眼時，陽氣的產生突然變弱了，再也不上升。

當時，因為我一直不知原因，問了師父，還是不得要領，搞不清楚真相，剛好我看到一本《食光長生法》，在書裡似乎提到了這件事，說明我們必須吸取

『光源』的理由。文章如下：

『天地以陰陽養人，人即以食陰陽而生存。嘴裡吃的即為食物，而此為食之陰。眼睛的食物為光，此即為食之陽。穀物（食物）生於土地上，所以它是以物質的形式而存在，它屬於陰，經由嘴巴吃它，餵養人的肉體。光從天而降，而不是以物質的形式而存在，屬於陽。人經由眼睛吃它，培養人的元氣。充滿了陰陽兩者而達到均衡時，人才能生存下去。』

這篇文章想說的是，人不僅從嘴巴吸取食物形式的氣（天地的能源），也必須從眼睛吸取光源形式的氣。

除此之外，大約二年前，我以太陽能式的計算機，再次獲得瞭解人為何需吸取光源的理由的機會。

這種小小的機器既不用電池，也不用接電線，只要照射日光或日光燈，便能將它當作機器使用。不過，夜晚用它時，如果稍微遮住它吸收光源的部分，被斷掉能源的數字便會立刻消失。

而且，數字及文字所出現的速度和光線的強度成正比。如果是在古時候所用的油燈那樣微弱的光線下，要照射光線很長一段時間之後，才會出現0的數字。例如，我所進行的氣功法，在燈火等光線下練功時，必須花上很長的時間才能使丹田發熱，或產生陽氣，這項事實和太陽能式的計算機，有極為奇妙的吻合性。由這些事情，我才清楚地瞭解到，師父在數十年前練功時的注意事項。」

沈先生這樣說之後，接著又解說如下：

「我們的祖先，可能在數十年前便已經懂得利用自然的光源，也就是太陽的能源。而我們的祖先，更將它引進身體之中，用於治療疾病或增進健康。

換句話說，我們在冥想之際會半閉起眼睛，那是為了吸取自然界的光，將它引進丹田，當作氣功法的能源。這種能源可以取代心臟輸送血液的作用，以及肺部所具有的呼吸作用，使氣血能循環至全身。古代的氣功法，將它稱為『胎息』、『龜息』，或是『先天氣息』。人仍在母胎內之際，也許便是以這種能源進行特殊的生命活動。

實際上，如果是進行如此的生命活動，便不會過度使用心臟，反而能使動脈及靜脈的血液循環很順暢，並減輕肺部呼吸作用的負擔。即使如此，人本身體內的熱能也絲毫不會消耗掉。

也就是說，正如《食光長生法》所說的，古代的氣功家們吸取自然界的能源（太陽能），使它成為自己體內的能源，提高身體的循環作用，將它送到全身的各部位去。關於這點，清代的潘偉如在《內功圖說》一書中曾這樣說：

『如果沒有火（能源），便無法暖和全身（無法維持體溫）。如果沒有水（體液系統＝循環作用），便無法以充足的體液潤滑所有的內臟（輸送養分）也就是說，無論是能源或體液，只要其中一項的循環作用不足，身體便無法維持正常的運作。

古代的氣功家（嚴格來說是仙道家）在表現他們的修行階段時，是用「練精化氣」或「練氣化神」等詞句，而「精」即代表「水」，「氣」即代表「火」，因此，那些詞句可能是指能源及體源的充足。』

另外，在古代道家們所著的書裡，將丹田比喻成鼎或爐，而形容進行氣功為發爐（著火），這也許是同樣的意思。

更有趣的是，他們說：『吸收天地的元氣，攝取日月的精華。』這句話的確可以說是吸取太陽的能源進行修練的證據。」

## 受到大地之氣控制的氣功動作

看太陽能氣功便可知道，原本氣功法是為了讓人們的氣感應天地的氣的一種鍛鍊。不過，練氣功能達到那種境界的人少之又少，所以便將它解釋為風潮。最近，某位科學家所提出的報告，似乎已能證明這種說法是正確的。那位科學家，曾有親身感應大地之氣所發出的不可思議力量的體驗。

那人的姓名是劉碚生，服務於中國科學院成都分局的人體科學中心。他說，在北京有名的觀光勝地——天壇進行氣功法的表演時，自己碰上了上述的現象。他真不愧是位科學家，舉出了當時的各種資料，很確實地報告了當時的情況，以下便是他的報告：

「當我在北京的天壇進行氣功法的表演時，碰上一個非常奇妙的現象。那是一九八四年十月二十八日的事，時間是下午三點三十分～四十分。

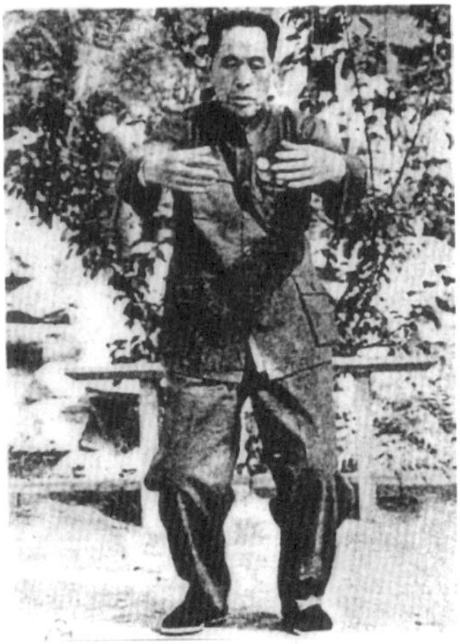

這是展示站樁基本姿勢的中國氣功家。看起來雖是很簡單的姿勢，但要做到這種程度，需要相當的修煉。

當天的天氣晴朗而呈無風狀態，太陽斜照著。溫度是攝氏十八度。

我所進行的是『站樁』氣功法。也就是將雙腳打開至和肩膀一樣的幅度，腳的前端稍微用力，使腰部能穩穩站著的姿勢。這種氣功法，上半身必須站得筆直，雙手在拇指及食指間的虎口處交叉，然後按在肚臍上。此時，雙脇要稍微放鬆，眼睛及嘴巴閉起來，舌頭附著於牙齦上。

然後，遵守以下的三項要點練功。

第一，是自然呼吸。使用鼻子靜靜地進行動作。

第二，全身都要放鬆。如果在做這項動作時，身體會自然地動起來的話，讓它動一動也無妨，否則就要讓它一直靜止著。也就是說，不要勉強想以意識去控制它。

第三，是使意識的集中十分的自由自在。開始時，將意識集中於丹田。之後就讓它自然地移動，將它移到體內的其他部位，或是外界的景物上去。如果湧現了工作、讀書、人際關係等各種雜念時，就要讓意識再度回到丹田上去。

以上便是所進行的氣功法的大致情形，當我在天壇做這些動作時，碰上了下面神奇的現象。

首先，我採取『站樁』的姿勢，面向天壇的中心點，使身體正面對北方，背面向南方。

但就在我將意識集中於丹田，達到鬆弛狀態時，微微有一股涼爽的感覺由下而上升起，同時身體也因為這股氣彷彿浮起來一般。我想是不是因為意識的方向不對而使氣上升，於是便將意識的位置移於腳底『湧泉』的穴道。

令人驚訝的是，這次身體按照手錶時針的方向旋轉，同時，雙臂也自然地抬起。而當斜照的太陽光線向著身體的正面時，這個動作便完全停止了。

雖然身體的旋轉停止了，但雙臂卻抬得更高，最後連腳踝都抬高了。

此時，當初所感覺到的涼爽感（氣），從下而上貫穿了身體，通往全身各部位，將我的身體抬高了。

接著，我自然地將雙臂放下來，設法勉強地將意識集中於『湧泉』，但是，我一點都無法將意識集中於『湧泉』。不僅如此，勉強放下的雙臂也無法抵抗強烈的力量，再度向上抬起。身體整個被抬起時，並沒有產生旋轉運動，身體仍朝向太陽光線的方向，停止不動。

也就是說，以天壇的中心點為軸的氣功法，需將意識集中於下半身，而要將意識集中於上半身並非易事，集中點無論如何都會移到上面去。而且，方向也會朝著陽光所在的方向。

我將以天壇為中心的氣功練習進行了十分鐘便停止，然後到下面的紅磚圍牆去，再度做『站樁』的動作看看，然而，這次和在普通的地方做氣功法完全一樣，出現非常普通的結果。」

以上便是劉先生在天壇的體驗，而他所得到的結論如下：

「中國古代的建築物，是以『風水』或『靈氣』等想法而考慮的。當然，其中雖包含了迷信，但也不能說全都是迷信。我想其中可能隱藏著未被科學發現的不可思議的作用。

也就是說，當我們學會了氣功法，達到所謂『天人合一』（一切都一體化的狀態）的境界時，在普通的狀態下無法獲得的身體功能，會突然覺醒過來，變得非常敏銳，而能掌握到周圍特殊的變化。我認為，如果能實踐在天壇等古代建築進行的氣功法，也許便能解開過去科學上無法解開的謎。」

劉碚生似乎認為，以前所說的風水，影響了本身氣的狀態。自古以來，即有所謂龍或龍穴說，兩者都會影響住在那地方的人。很巧合地，它像在實踐氣功法的科學家呈現了實態。就此意義來說，這份報告可以說是少有的、十分珍貴的。

## 自古以來即傳下的發音醫療氣功

不僅風水，古代中國氣的學問及技巧，仍有許多有待解開的謎。現在介紹的便是其中之一的聲音氣功。

這種氣功法正式的名稱是「六字訣」，它是發出噓、呵、呼、呬、吹、嘻等六種聲音，然後以和聲音相對應的氣治療疾病及身體的異常。當我們看唐代的《千金方》、宋代的《壽親養老新書》、明代的《道元一氣》、《類修要訣書》等許多養生書籍上的記載時，我們便可瞭解，這種情形自古以來就很普及了。

當然，氣功法本身使呼吸及身體的動作達成一致，以此去治療疾病，所以發出聲音去治病的想法，絕不是特殊的。

但是，分別使用各種各樣的聲音，去治療固有的疾病，如果從一般的氣功法來看，可以說是非常特殊的。就此意義來說，這也是一種特殊的氣功法。

那麼，究竟什麼樣的聲音對什麼樣的疾病或身體的異常才有效呢？

●**噓**……據說，對肝經的異常有效。例如，眼睛紅腫一直流淚、嘴巴感到苦澀、胸口發悶等症狀時，只要一方面發出這個聲音，一方面進行氣功法，一定產生效果。

●**呵**……據說，對心經的異常有效。例如，胸口發悶、口渴、舌頭或牙齦紅腫、容易產生腫瘡等疾病，都非常有效。

●**呼**……據說，對脾經的異常有效。例如，胃部有水而發出聲音，覺得很不舒服，腸也發出聲，還有胸口很難過，或腹瀉等症狀，都非常有效。

●**呬**……據說，對肺經的異常有效。例如，喉嚨腫痛、咳不出痰、胸口疼痛、痰中有時摻雜了血絲等症狀，只要進行此氣功法就沒問題。

●**吹**……使用於治療腎經的異常。例如，耳鳴、牙痛、頭暈、目眩，有這些症狀時很有效。

●**嘻**……據說，此氣功法使用於中國醫學上獨特的經絡「三焦經」有異常時。例如，小便不易排出、因熱病而感到痛苦等症狀，都非常有效。

這些氣功法，都是從鼻子吸氣、從嘴巴吐氣，然後發出聲音。

為了供各位作參考，引用《祛病延年六字訣》中使用這些的方法。

「發出肝的噓聲時，需張開眼睛，將嘴巴嘟起來，不要太用力，發出『呵』的發音。而發出肺的呬聲時，吸氣中慢慢地將雙手抬起，吐氣時，再慢慢地放下，這樣輕輕咬合牙齒，發出『嘻』的聲音。心的呵聲，需將雙手在頭上交叉，手掌朝上，而以打哈欠的感覺發出『啊』聲。腎的吹聲，是抱著雙膝蹲下，嘴巴弄成像章魚一樣，用力發出『嘶』或『呵』聲。脾病的呼聲，則類似狗在遠處吠叫的聲音，將嘴巴稍微向左右張開，發出『哈』的聲音。治療三焦疾病的嘻聲，是利用笑時的要領，吐氣時發出『嘻』的聲音。」

據說，此六字訣對於防止每個季節容易染患的疾病大有助益。關於其方法，在「四季卻病歌」這篇文章裡也有記載：

「春天用噓聲，便能消除眼睛的異常，使肝臟的功能更加旺盛，夏天用呵聲，便能抑制身體的溫度升高，不會中暑。秋天用呬聲，便能潤肺，能防止喉嚨的異常。腎的吹聲，對冬天的禦寒非常有用，可使身體更加強健。至於三焦的嘻聲，可鎮定熱病，緩解痛苦。如果四季都能發出脾的呼音，更可增進食慾，使身體更加健康。」

像這樣的六字訣，可以說具有非常廣泛的用途。儘管如此，從未嘗試過的人，也許會懷疑：是不是心理上的功用比較大？事實上，在中國大陸過去未重新將它視為氣功法之前，也有不少人抱持了同樣的想法。但是，染患疾病的人去實行此氣功法之後，已實際證明其效果是正面的。

## 相繼產生的應用性氣功法

在中國大陸非常流行練習氣功法，包括傳統的、創新的在內，據說有二千種之多，而其中大多數屬於一般性的氣功法，不過，當然也有像炭火功、太陽能氣功法、六字訣氣功法那樣與眾不同的氣功法。

如果以正統派的氣功法來看，這些氣功法雖然很特殊，但若以效果的觀點來看，這些氣功法只會比其他的氣功法優良，絕不會太差。也就是說，上述的氣功法完全展現了中國人的獨創性，是應用性相當高的氣功法。

這些應用性的氣功法，目前正接二連三地產生出來，其中，也有看起來是以現代的想法為基礎的氣功法。舉例來說，散步或慢跑也成為氣功法之一。

也有人將繪畫及書法成為氣功，也有人使用氣功法發展為氣功記憶術。各式各樣的氣功法，不一而足。但這樣的方法，不能說是氣功法的主流。不過在思考氣功法的將來時，這些氣功法無疑為我們展現了非常重大的可能性，暗示氣功法仍有極大的發展空間，有待我們去研究。以下介紹這類與眾不同的氣功法。

首先是散步氣功及慢跑氣功法。

關於散步氣功，是由福建省古塘小學的一位教師，名叫游振鐘所提倡的氣功法。他說，散步也能產生和做了氣功法相同的效果。在《中華氣功》雜誌上便刊載了一篇有關這方面的文章。

他說，氣功法能使大腦皮質及中樞神經的興奮鎮定下來，使肌肉鬆弛，消除身體的緊張，如此設法治好疾病或恢復疲勞。散步和氣功法也有相同的功用，只要做法正確，便能期待它發揮和氣功法相同的效果。

那是因為，散步有使血管的平滑肌放鬆、降低血壓的功用。如果是高血壓的患者，散步能降低其異常的高血壓。另外，散步能提高消化腺的機能，使胃腸的蠕動運動更為旺盛。這種情形，和練氣功所能獲得的效果，幾乎是相同的。

事實上，古代的中國名醫便曾說過，散步對於疾病絕對大有助益。例如，隋代的巢元方在《諸病源候論》一書裡，對於消渴（糖尿病）的患者，便建議在普通的氣功之後「先走一百二十步，多的話走一千步，然後再進食」。

還有，唐代的王燾所著的《外台秘要》（記述有關各種氣功法，可說是氣功法的經典之一），有一節這樣說：「人如果不願變得病弱……，吃飯後應散步一下，讓心情稍微安定之後再坐下或躺下。」也就是說，散步也具有和氣功法同樣的功用。

當然，散步如果只是茫然地步行，就無法產生出氣功法的效果。還是要遵守相當的注意事項。現在將注意事項寫在下面，供各位作參考：

- 在某種程度內，走得快一些。
- 使心情平靜，集中意識。
- 讓身體放鬆。

只要遵守這些氣功法的基本事項去散步，散步便能成為一種氣功。

接著談談慢跑氣功。想出這種方法的是湖北省體育委員會的楊永先生。他的方法非常具體，他說，如果能遵守以下的五個注意事項去慢跑，便能取代氣功法，發揮極其驚人的效果。

- **第一項**：要慢（慢慢地跑）。以不會喘氣的速度去跑。眼睛閉上，從鼻子進行自然的呼吸。舌頭附著於上顎，產生唾液時，便一點一點地吞下去。
- **第二項**：要靜（心情平靜）。慢跑時應鎮定精神，不要想無謂的事情。
- **第三項**：要鬆（鬆弛）。指放鬆身體，不要勉強用力，或採取奇怪的姿勢。尤其是腰、膝、腳等部位，都有必要特別放鬆。
- **第四項**：要顛（搖晃身體）。指一方面以腳保持平衡，另一方面稍微搖晃身體的慢跑方式，去刺激內臟。氣功法也是利用同樣的方法。
- **第五項**：要守（集中意識）。雖在慢跑但同時注意周圍的情況，將意識輕輕集中於丹田。遵守「守」的要領，身體所發出的氣就不會散逸到外面。

以上便是楊永先生的慢跑氣功法。而他所列舉的注意事項，恰好和本來的氣功法完全吻合。據說，他每天早上都這樣做，大約二十分鐘便能產生和氣功法同樣的效果，聽起來確實頗能令人贊同。

慢跑能當作氣功法而加以利用，這對喜歡慢跑的人來說，無疑是一項天大的好消息。只要持之以恆地慢跑，每天都會覺得有一股氣在體內產生。就此意義來說，這種方法更是適合忙碌的現代人的一種嶄新氣功法。

還有，和散步氣功、慢跑氣功相提並論的另外一種特殊的氣功法，便是書畫氣功。這種氣功法，可以說是「書法之國」中國自古以來即存在的方法。

不過，特地將它採用為氣功法只不過是最近的事。從此意義而言，它也可以說是現代的中國人所想出的特殊氣功法。

關於這點，在《氣功與科學》雜誌上，刊載了那些氣功家們的實際現況，因此介紹給各位。報告者是葛一劍、王嚴明等兩位氣功家。

「年過九十的畫家鄒懷山先生，今天送了一幅潑墨畫給我們。那真是一幅洋溢著『神氣』的畫作，從他的筆跡放射出氣！我們能看得出高齡的他，對於以氣功作畫的造詣極深。

以氣功寫書法是非常常見的。例如，書法家王京補及篆刻家吳振華，在尚未在紙上運筆或拿起雕刻刀之前，先集中意識，使手上充滿了氣，這樣暫時等待片刻，只為了發出運筆或運刀的氣。等到氣充滿了，他們便立刻開始運筆或運刀。而經由筆或刀，將氣力送到筆或刀的末端，毫不費力地動著手，便完成了那麼優秀的作品。

各位也不妨練習氣功法看看，一方面嘗試書畫氣功，一方面多一項嗜好。這樣一來，不但能產生藝術作品，同時也能收到鍛鍊身體的效果。」

他們將書法及繪畫和氣功的鍛鍊結合在一起，確實是一項卓見。很遺憾的是，並未敘述具體的方法，不過，其基本事項大概和其他的氣功法是一樣的。不管怎麼說，如果將這種想法加以衍生，日常生活中一定有不少的事情，能以氣功法去做。

實行此想法的極致，便是現在所要敘述的使用氣功的記憶術。介紹此方法的是雲南省昆明市的夏克簡先生。因為內容很長，在此只介紹一部分：

「任何人都知道，氣功法對治療疾病、增進健康及恢復年輕方面頗具效果。但關於它能提高人的記憶力，使頭腦的功能更靈活等，只不過有極少數人注意到而已。

記憶力是人的頭腦活動中一項很重要的功能。因為，智能的活動如果不是很良好，忽略對頭腦的訓練，記憶便無法成立。記憶力降低的人，在智能的活動上會具有決定性的負面影響。

提高記憶力的必須條件大概便是集中力。事實上，缺乏集中力的人，記憶力通常也比較差。

我們在練氣功時，會使精神鎮靜下來，鬆弛身體。此時，大腦皮質便呈現靜止的狀態，而集中力會隨之增加。同時，實行氣功法的人，身體的功能受到抑制而成為靜止狀態。這樣做對減少身體的卡路里、使血液循環緩慢、鬆弛大腦都大有助益。由於有各種各樣的效果，提高了大腦的生理能力，產生非常適合於記憶事物的狀態。

實行氣功法，不僅可以增進過去的記憶力，它更會使記憶力進一步突破性地增高。例如，它會提高的速度，更加深記憶的廣度、深度。

我用以上的想法去實行所謂的氣功記憶術。結果，效果十分顯著。

此時，對我來說具有最大參考價值的，是陳四允先生在《自學》雜誌（一九八四年第三期）上所介紹的『氣、忘、法』。這對我的氣功記憶術啟迪良多，使我獲益匪淺。現在將它敘述如下，供各位參考。

「用氣功法靜靜地鬆弛身體，首先想起所要記憶的事物，接著默唸單字（或短文）。然後，將這個單字從位於頭頂的百會穴沿著背骨、大椎（位於背部）、命門（腰部的穴道）、會陰（肛門前的穴道）到丹田，接著將它送到膻中（胸前的穴道），從喉嚨升上上顎的牙齒，並將湧出的唾液一起嚥下去……。

我使用這種方法之後，真的能記憶許多事物。」

以上是夏克簡先生的報告，確實是一種獨特的記憶術，他的記憶術，後來也加上自己所想出來的方法，一直延續下去，很遺憾由於篇幅的關係，只好割愛。

無論如何，在此所介紹的各種各樣的氣功法及其應用法，在思考今後的氣功法時，可以肯定的是它具有極大的發展性。

## 武當山道士所編的超能力鍛鍊法

已經介紹過許多硬氣功及其他武術的氣功故事，現在介紹如何鍛鍊這種功夫。這種氣功法大致可分為三類。

第一類是輕功，身體像猿猴與飛鳥一樣輕盈。

第二種是硬功，也就是硬氣功，可以練成如鐵人一般的身體的氣功法。

第三種是軟功，對於任何衝擊力，都可以像橡皮球一樣彈回去，練成身體柔軟的一種功夫。

由於有個人差異，因此，並非所有的人都能夠學到全部的功夫，但是，在武術上，每個人都必須學習練氣。

武術界鍛鍊氣功，有很多方法。所謂「北崇少林，南尊武當」，是指中國武術，在北方推崇少林派，南方則標榜太極拳之祖武當派（湖北省武當山為其發祥地），氣功法以此兩派為代表。

先談武當派的氣功，就是武當功，是武當道人徐本善所著的《武當秘功》內所記載的方法。記有穿花捕蝶功、九宮樁功、乾坤球功、夜行術功、玄武功、柔骨功、軟硬功、搓掌功、太極球功、綿掌功等鍛鍊法。因限於篇幅，僅列出具有代表性的部分，記載如下：

## (1) 穿花捕蝶功

穿花捕蝶功是屬於武當山紫霄宮的九宮八卦門（一種武功）鍛鍊法之一。這種氣功法的目的，是在鍛鍊前進、後退、跳躍等的運動能力，以及出手時掌握先機的方法。

鍛鍊時，要選擇濃密的樹林，在林中全速地跑，前進或後退，一面跑一面出拳。當然跑的速度要看個人的體力，但不可以碰到樹，樹的間隔愈密愈好。

習慣之後再選擇高度不一樣，樹木密度不一樣的樹林，做前後左右，曲折高低的鍛鍊。初學者速度可以慢一點，熟練之後就要動作迅速。

## (2) 九宮樁功

九宮樁功是訓練身體的動作迅速，以及腳步穩當的一種氣功。

開始，以九塊磚每隔一尺放一塊，共排三列，先在上面練習用腳趾點著，然後用九宮步法（仙人步法之一）在上面一個一個移動。等到熟練之後，再把磚立起來，站在上面練習走動。

最後不論速度多快，都不可使磚倒下來，然後再用九根直徑四寸（約十二公

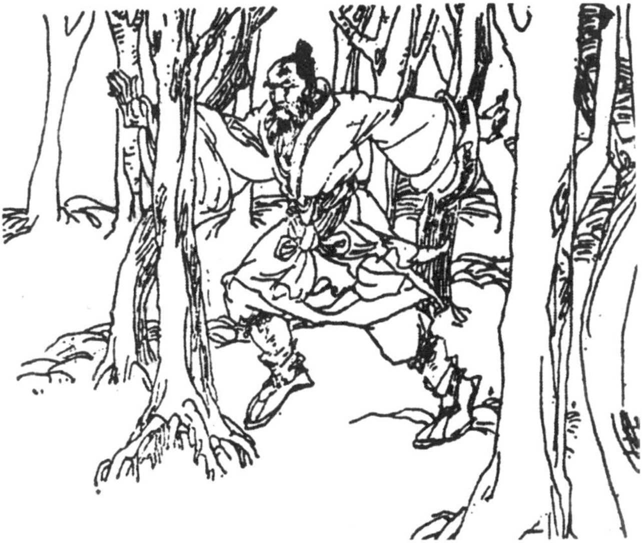

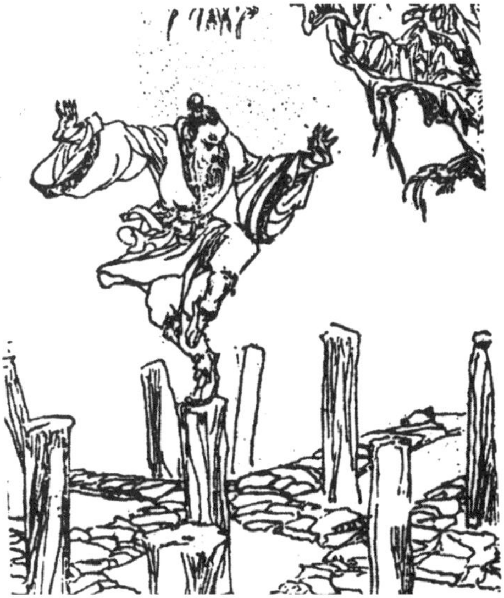

（上）穿花捕蝶功的修練場所，必須在有密林的山上，而且要以全力繞著樹腰，身體不可碰到樹。（下）九宮樁功的最後階段，如圖先豎起九根樁，在上面練習自由自在地走、飛、練拳法等。

分）長一尺的樁，立在地上。

此後在樁上慢慢走動，習慣之後要加速走動，或一面走，一面突然向左或右移動，練習能夠自由自在地前後、左右跑來跑去，就可以在樁上練習拳法。

### (3) 乾坤球功

乾坤球功是訓練眼力與腳力的氣功，這種功夫練成之後，能夠跳與飛，還可以自由潛入對方的胯下，是一種輕功。

練這種氣功，手中要各拿一斤（約〇・六公斤）重的石球或鐵球。

開始用走步，把兩個球交替向空中拋，再以另一隻手接。

熟練之後，兩腳掛上沙袋或鐵鉈，向山路或陡坡走上去，如果能做到這種程度，手上、腳上沒有這些東西時，就能像猿猴一樣地四肢靈活。

### (4) 夜行術功

夜行術功又叫遊身功，是鍛鍊夜間活動能力的氣功法。

練此氣功，要在身上吊鉛塊或砂等重物，在武當山則穿著裝有沙子的衣服。

在很漆黑的夜晚來回走兩次，走到稍微寬敞的地方，就坐下來調息，看看夜間的

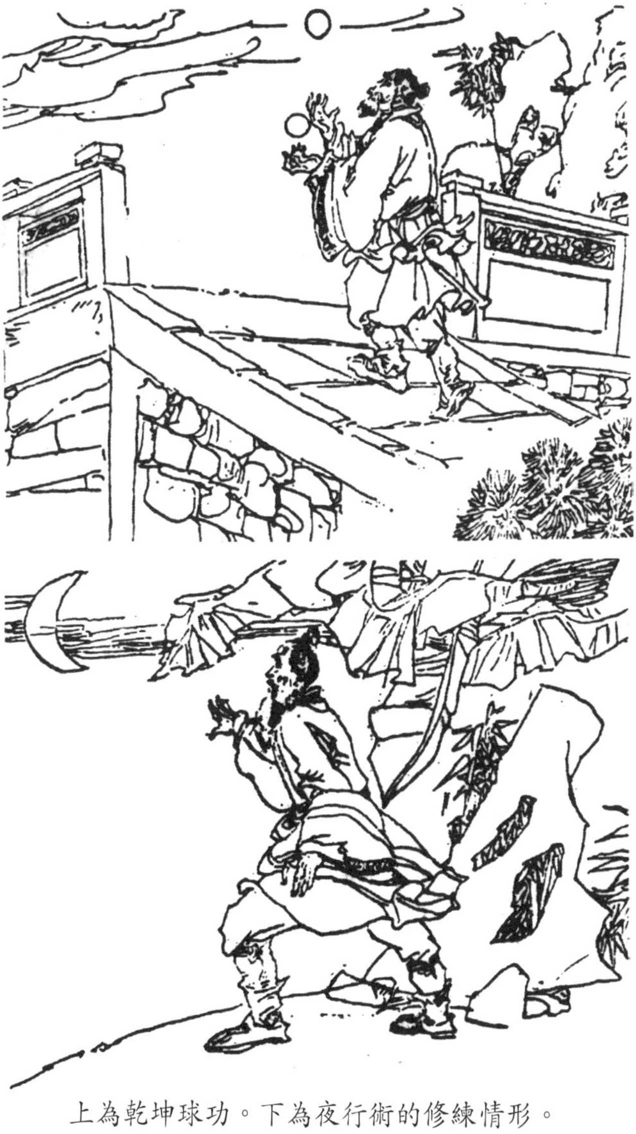

上為乾坤球功。下為夜行術的修練情形。

飛鳥，並且數一數有幾隻。

習慣之後，趴在地上做伏地挺身，並且數數，或者點一根線香，放在樹林中，或者讓其他人任意點幾根香，要馬上看出有幾根。

繼續練到眼睛習慣黑暗，便不在路上走，而改在山中走動，利用月光判斷道路的險阻。

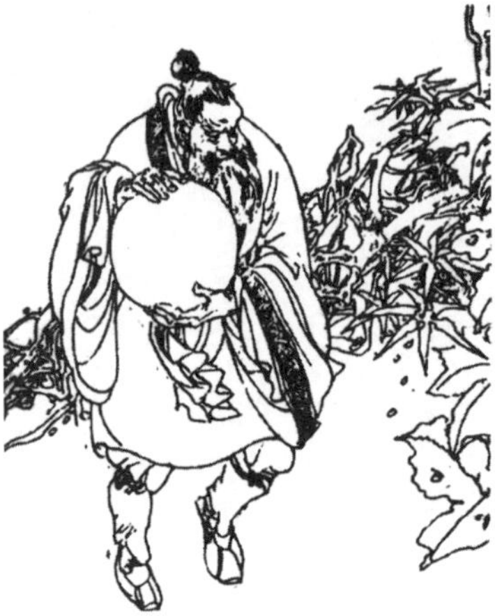

以木、石、鐵球來修練的太極球功。

## (5) 太極球功

練太極球功，要先準備五～十斤，各種不同重量的木球，跨著馬步，兩手轉動木球向上、下、左、右拋。動作要慢，身體不可搖晃。氣要先發在腳上，通過腰部到丹田，循環流動。

一個木球練兩百次之後，就換另一個比較重的球，再換更重的石球、鐵球來練習。熟練之後，手上會產生一種吸力，一旦碰到別人的手臂，就可以不讓對方脫手。

(6) 綿掌功

這是武當派最高深的功夫，練習之前，要先練洗髓功的氣功法，把氣運轉全身之後，排列高約五尺，寬一丈的磚牆，排成兩列，再開始以下的練習。

練習者站在牆的前面，先練洗髓功，等到運足氣之後，兩掌同時向牆面打過去，開始也許牆不會動，久了之後，會有一點點裂縫，只要耐心練下去，練成之後，只要一掌就可以把牆打垮。

學到這種程度之後，可以在牆上貼十幾張綿紙，練習不要把綿紙打碎，卻能夠把牆打破的功夫。開始可以用兩手同時打出，以後練到一隻手具有兩隻手的威力。

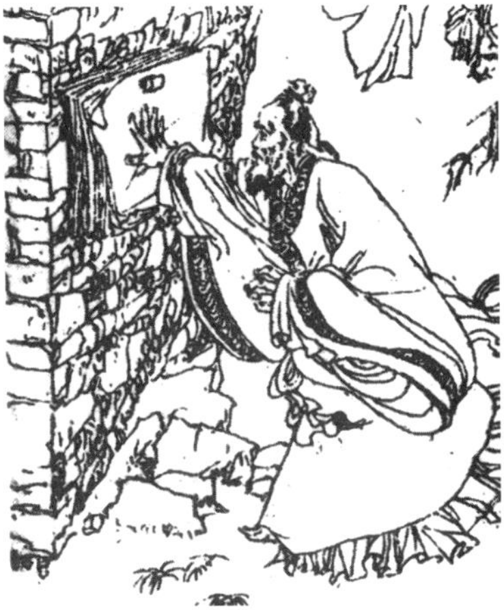

學會綿掌功，只要一擊就會使牆崩垮。

# 練成鐵人的少林派氣功

據說少林派氣功是由印度來的達摩大師所傳授的，與武當功有些不同。

少林氣功之中，有一指禪，可以用手指發氣使蠟燭熄滅。還有百步神拳，是用氣打深井的水面，可以產生波紋，都是有名的練氣法。一共有七十二式，又稱為七十二藝。這七十二藝依傳承者不同而有所差異，現在根據德禪法師口授寫成的「少林氣功」，介紹如下。

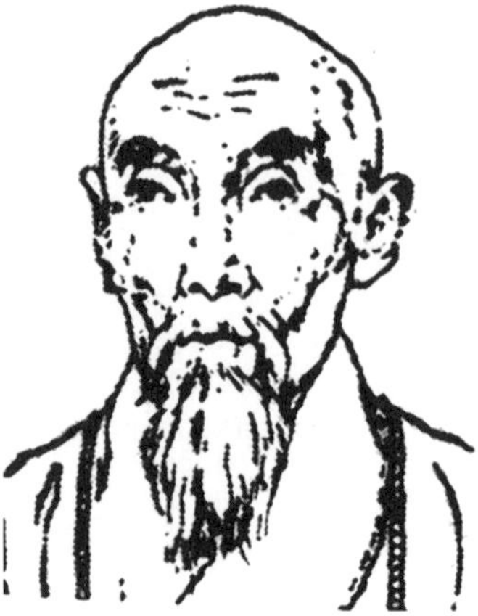

德禪法師

少林氣功大致可分為四肢功、輕功、硬功等三種。如果再細分下去，四肢功又可分風擺柳、金剛拳、一指金、心意把等功夫。

## (1) 風擺柳

氣由丹田發出，流至頭頂，通過肘送

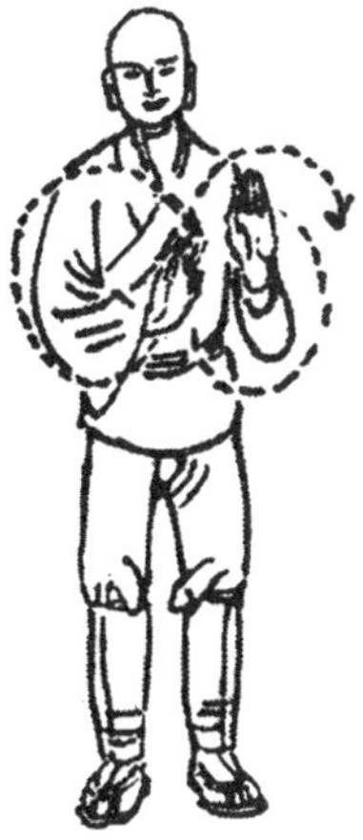

少林氣功中所介紹的風擺柳（部分）。

到兩手，然後肘略為彎曲，這時不可讓氣分散，慢慢畫圈，旋轉手，開始時向順時鐘方向轉，再反過來逆時鐘方向轉，使手上感覺到氣的存在。開始慢慢做，練熟之後，速度要加快。練久之後，手慢慢柔軟，出拳時會像箭一樣地快。

### (2) 金剛拳

開始兩掌著地，腳向後跳起來，順著樹或牆採倒立姿勢，然後由丹田發氣，送到兩手，集中於支持身體的手掌上，倒立五分鐘之後，姿勢還原。經過一個月的鍛鍊，兩腳可以輕碰牆壁，慢慢再將腳尖離開牆壁做完全倒立，持續十分鐘，再把手掌握成拳，最後在倒立的姿勢下，慢慢撤去一隻手，形成單拳倒立。

### (3) 一指金

練成金剛拳之後，就要使用一隻手的中指來支持身體，以強化運氣，將其他四指彎過來，使氣集中在中指上，才能練成。

(4) 心意把

這是少林門派不傳給門外弟子的功夫，以腿功為中心，但是也包含手功、足功、身功等。

先用站立姿勢，把氣運轉全身，練三次風擺柳，一直到氣貫穿腳部，等到氣充滿腳部時，就會發出「噢！噢！」的聲音，左腳用腳趾站立，右腳用力向前踢出去，必須不斷地練習。

開始一小時可以做三十六次，熟了之後，可以做到九十九次。這時在腿上吊兩斤半、腰掛三串鐵鍊，頭戴三斤重銅帽。

四肢功之後要練輕功，輕功又有千斤腿（飛毛腿）、跳砂功（扶竿飛）等。

(1) 千斤腿

在兩腿上各掛半斤重的鐵，每天清晨四點起床，以四十八腳的功夫，練習持續向上跳十次。晚上夜深人靜時再練習跳躍七次。這種功夫要從八歲開始練，除了練習時間之外，也要經常掛這些重物，不可去掉。

這樣練到二十歲，鐵增加到二十～三十斤。工作或跑山路練拳時也要背負著鐵，最後把這些重物取走，就可以身輕如燕地在空中飛起來。

### (2)跳砂功

在地上挖約一公尺深的洞，在洞內鋪一尺深的砂，練習者在身上掛鐵塊或砂袋，由洞內向上跳。

當然每次都要運氣，在兩小時之內，連續跳十五～三十次，練到可以輕易地做到，然後挖深四～五公尺的洞再練習。

另有一種扶竿飛，也是一種輕功，利用竹竿來輔助，與跳砂功不一樣。

最後是硬氣功，可分單指鑽牆、單掌分磚、肉拳分石等三種功夫。

### (1)單指鑽牆

這是鍛鍊手指的功夫，把米放在箱子內壓實，以中指運氣，朝米中刺入，早、晚練習五十～一百次，練到手指無力氣時才停止。

以中指在米中練習插入，練二、三個月之後，中指長出厚皮，然後再以砂來練習，如果可以輕易做到，再以細鐵粉來練習，剛開始，可能會流血，到後來就會變成結實的皮膚。

練到這種程度，站在牆邊，以手指向牆面刺入，開始可能會彈回來，練習一年之後，會一點一點地刺入，最後只要刺一下就能刺進一個洞。

## (2) 單掌分磚

可分室內練與室外練兩種，先由室內練開始。室內練是用手掌對著牆壁、柱子、桌子等有平面的地方運氣去打，每天練三十～五十次，大概要練一百三十天才能練成，然後再室外練。

室外練先準備一個厚布袋，裡面裝三十斤砂，掛在結實的樹上，在清早或深夜，在距離樹一公尺的地方，用掌去打，右手掌打五十次，左掌也打五十次，繼續練一三九天。

最後用棗木或柿木做三～五個像人一樣大小的木頭人，三個排成三角形，五個排成正五角形，用左右掌交替打一個木頭人，身體再反轉過來打，打完三～五個人算一次，要繼續練五～十五次。

這種練習繼續鍛鍊一年之後，以運氣的掌握著另一隻手，用力去擊磚塊，繼續練習一百天，能輕易地打碎磚塊後，再多加一塊磚來練習。可以打碎兩塊磚之後，再加一塊磚練習，慢慢增加磚塊的數目。

### (3) 肉拳分石

肉拳分石是硬功夫的應用功夫。每天起床後或睡前練習，由手掌發氣，對著牆或硬木打三十至五十次，來練氣功。

每回練五十次，一天要練三、四回，練到一塊磚可以打成粉碎，大概要三～五個月。再練習用手掌碎石，要打碎石頭，至少要鍛鍊十～三十年。

在硬功之中，還有一種頭破石功，就是在頭上運氣來打碎磚或石頭的功夫。總之，像這些少林功夫，只要長年不斷地練習，就可以練出超人的力氣。

## 氣功有科學根據嗎？

被西醫認為不治的病人，卻被氣功法治好了，效果神奇的氣功法，到底有沒有科學的根據？

起初提倡氣功時尚未充分研究，只被認為這可能是心理上的運動效果而已。經過研究發現，氣具有過去科學上所沒有的真正意義，而且也產生許多無法解開的謎。

何以氣具有如此大的力量？

經過實驗，知道練功者的氣，與熱感有密切關係（人體發生的氣，可以感覺到熱），因此，用紅外線等敏感性機器（如紅外線低溫測溫器）來實驗。

先讓病人躺在床上，練功者站在旁邊發氣，送到病人的患部，再以機器測定，這時由機器傳出如電滋波一樣，有規律的傳導方法，由患者體內吸收進去，並且描繪出多種信號狀的曲線。

實驗證明練功者的手上能檢查出同樣規律的能源波。

經過這次實驗，所得到能源波的節奏，每秒有幾個波紋，每二十秒有一次很大的波折，經過詳細檢查，發現這種波折與自然界使人輕鬆的波長，基本上是一致的，就像幼兒睡覺時搖籃的搖動節奏，也像海浪打在岸上的節奏一樣。

後來把這種波的節奏，換成音波，那種聲音與母親哄小孩睡覺的聲音一樣。

以紅外線測定練功者所發出的氣，可以測出患者體內吸收氣之後所產生的熱的變化。

香港氣功科學研究協會所做的實驗，認為練功者所發出的外氣，讓患者接受後，可緩和症狀，而且很明顯地測出患者體內有一定的溫度上升。為了證明這種情形是否正確，在同樣條件下，測定未接受外氣的體溫，結果發現很紊亂，呈不規則。由此看來，的確可認為氣具有使體溫上升的能源。

還有一個實驗，讓練功者發氣三分鐘後，測量患者的鼻尖溫度上升的情形，發現溫度至少上升一度左右，最多上升三・五度，有趣的是，同時測量練功者發氣後的體溫，反而降低，最多降一・三度。曾以九組十八人來做這種實驗，都得到相同的結果。

以一百四十七名患者為實驗的結果，一百二十九人的溫度會上升。這種實驗是由患者的左右勞宮穴（手掌中央，屬於手的厥陰、心包經等經絡）接受外氣，在練功者未發氣之前，先測定溫度，再接受氣十分鐘後，在同一部位測定溫度，一百四十七人的平均值，左右勞宮穴同樣增加一度。

在接受實驗的所有人員之中，溫度不會上升的人，都是由於練功者的功力不夠所致。

根據以上所有實驗，證明練功者所發出的外氣，是一種可以用紅外線電滋波測出的能源。

## 氣可以當作各種能源來測定

所有練功者所發出的氣，並非只能用紅外線加以測定，還可以用其他方法來測定。

科學家就用靜電氣探測裝置，在印堂穴（兩眉之間）來測定練功者所發出的氣，這時發現印堂穴能夠發出$10^{-14}$庫倫（coulomb）的負靜電，當然普通人的印堂穴是測不出來的。

也有的實驗，把一部分練功者所發出的氣，作為磁氣來測定。

有一位練功者，可以用強力磁場檢查出具有十～十五高斯（gauss）。這個數值相當於普通人所能發出最強磁場 $1 \times 10^{-6}$ 高斯的幾百倍。

除此之外，在第二章曾提到，可以用一根手指發氣，控制像線或灰塵一樣輕微的東西，使它移動，以及在皮膚上畫出一道紅線等，雖然發出的氣無法用紅外線或靜電氣等磁場來測定，但可用其他的能源來測定。

經過科學家們約千次的實驗，得到一個結論，就是這些練功者所發出的氣之所以具有很高的準確度，是因為具有微粒子的氣流。這些微粒子之間的間隔，與玻璃分子的間隔很相近，其運動狀態（氣流）每秒為二十～六十公分，而且他具有正負電流。

根據多方面的科學研究，練功者所發出的外氣，並不是一種東西。所謂氣，並不能以紅外線或磁氣那樣單純的能量來衡量，它具有更廣闊的能源領域。

根據人體場小組實驗的結果，建立一種假定，認為人都具有人體場。這理論是根據六十年前生物的生體場的假定而來，這實驗與美國哈洛德巴的說法相同。

一般人由於身體的活動，會放出各種不同的能源，這是已經確定的事，但是普通人這種能源分散，不容易測出來。只有經過鍛鍊的練功者，可以在某種程度下，以其意識加以控制。

例如，某練功者由體內發出的氣，可以用紅外線探知器測定，他的波長（一次擴大與收縮）幅度，可達到全幅的八十％，相當於普通人由紅外線測定的波長幅度十五％的五倍，而且可以用意識決定氣的波長。

練功者可以用意識來控制人體場，透過空間，對患者的人體場發生作用。也就是外氣的發射，是人體場本身的伸縮所形成的，而且還可以向對方的人體場發生作用。

這種情形也有實驗報告。

練功者向患者發射外氣，用機器來測定，發現練功者的人體場慢慢擴大，然後與患者的人體場接觸，於是一點一點地改變波長的節奏，最後兩個人體場的波長完全相同，並且合而為一，變成一個人體場。

## 硬氣功的超能力也能用科學鑑定

以上所說的，都是測定治療用外氣發射的氣功實驗結果。

我們從氣功醫生可以發出同一種類的能量卻無法打碎石頭，就可以了解這種氣功與硬氣功的能量並不一樣。

其實不只限於硬氣功，所有武術上所用的氣力，一般是無法用力學的概念來說明的。例如，太極拳那種很柔的拳法，所產生氣力的步驟，與空手道的格鬥功夫完全不一樣。

拳擊或空手道的力量，可以用運動工學或物理學的觀點來說明，也就是拳的重量，與出拳的距離、速度，以及肩與手臂的肌肉力量等綜合力量相等。因此，拳頭小，肌肉不發達的人，就無法與肌肉發達、拳頭又大的人對抗。

但是，像太極拳等運用氣功的拳法，所產生的力量與生理條件無關。

以太極拳攻擊對方時，並不是用手掌或拳去碰對方，因此所產生的力量，簡直不知用什麼單位來測定，如果能夠正確發氣（正確地說是發勁），可以把對方震出好幾公尺之外。

太極拳所用的不是肌肉的力氣，與肉體無關。如果能夠真正發氣，無論老人或女性，也可以打倒大男人。

科學家為了探討武術中氣的秘密，做了以下的實驗。

讓練功者拿著五寸長的釘子，直接打入三公分厚的板子上。

為了比較，也讓普通成年男人這樣做，結果測出二百公噸的力量，這是假定右臂的力量是五公斤時，以每秒四十公尺的加速度來打的結果。

然後，以同樣情形測定練功者用釘子刺入的力量是二千四百公噸。

根據這種結果，科學家認為練功者的氣力，比常人高出十二倍，假定其加速度與常人相同，練功者的體重是六十公斤，即具有不可思議的力量。

實驗結果，有一位名師可以抵擋外界的衝擊力約八・六公噸，由頭部發出的氣力是四・八公噸，手發出的力量是一・二公噸，由腳發出的力量是三公噸。

以上所測的數值，比以前那些練功者所發出的氣都要大（一般都是以工作量來計算，而測定這位名師的力量，是用與他的力量平衡的重量），據說比普通人要大三十～五十倍。為何具有如此大的力量，卻無法用普通科學來解釋。

科學家對於這種能夠讓滿載人的卡車由腹部通過的大力士所發出的氣力，認為是大氣壓的作用。

陸上的生物，都是生存在地球濃厚大氣底層，必須具有由體內發出抵抗大氣壓的內壓，才能保住身體。

普通生物不過如此而已，除此之外，大氣壓再也沒有其他意義。科學家認為這些練功者，巧妙地應用平衡大氣壓力的內壓，才能夠發出如此巨大的力氣，因此推論其關鍵在於皮膚與肌肉的張力。

例如：皮膚具有彈性，由動物的皮可以做成大鼓，就可以了解皮膚具有彈性與韌性。因此科學家認為，練功者經過鍛鍊後，肌肉更具有韌性，有了這種韌性，才能把對抗大氣壓的內壓，變成氣力。

這樣雖然可以說明氣力的強度，但依然無法說明這種氣力發生的過程，以及在體內某部位可以產生這種內壓，其變化過程還是無法了解。

例如，太極拳打到對方時，可以推出幾公尺之外，甚至破壞對方的內臟，這種氣力如何產生，力量如何傳出，僅以大氣壓的作用是無法解釋的，因為用手碰對方的身體，普通的運動量是0，在物理上來講，不會產生力量。

不僅如此，如果用科學解釋氣功的氣，謎題就愈來愈多。例如，治療用的外氣發射，即使患者不在眼前，也可以加以治療，甚至離開幾百公尺、幾千公尺也能治療，這就超出物理學的理論，不論用什麼機器，也無法測定這兩點之間能量的因果關係。

最近已經知道氣功法的氣，無法全部以物理的方法來測定。當然，如果科學更進步，也許有可能說明，但目前的科學水準還辦不到。

因此，研究氣功的科學正面臨一個新境界。

氣功的驚人情況，以及以科學來探討這種謎，都已敘述過了，現在要進入實踐的階段。當然，過去所說的，有些是傳說，如果實際加以鍛鍊，這種能力並非夢想，只要在氣功的基礎上勤加練習，就是獲得成功的第一步。

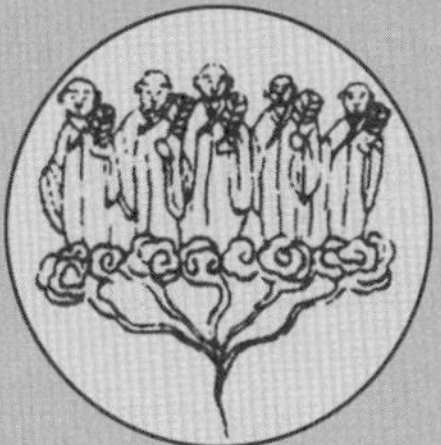

# 第二章

# 氣功法的基本技巧

# 1. 練氣功的基本訓練控制氣

## ●以內功為主的兩種氣功法

氣功法已有幾千種，倘若漫無目標地介紹，恐不合實用。氣功法有兩種，一種是練氣功，就是把氣鍛鍊得柔和；一種是動功，是培養武術的氣的力量。

這兩種方法，都必須按照中國仙道的鍛鍊法，從最基本開始練，使氣能夠循環全身，比健康、治療用的氣功法，更快地感到氣的存在，而且效果也很好。

鍛鍊的順序，開始要先練氣功，等感覺有氣的存在後，再進入動功階段。

生病的人或天生體質弱的人，必須徹底練氣功，使氣力增進之後，才可以練動功。女性與老人只能練氣功，最好不要練動功。

練氣功除了可以治療疾病、改善體質等健康、醫療用之外，還可以發射外氣及培養超能力。而動功除了是增進健康外，也可以學習武術。

當然，練氣功如果應用得當，也可以鍛鍊氣力，培養如動功一樣的超能力。但是對於比較困難，或不能一個人自已學習的部分，就不列入本書。

本書所舉的方法，都是可以自己學習，而且可以得到一定效果的練習法，如果不去鍛鍊，當然無法得到效果。現在開始介紹柔軟氣功的練氣法。

與練氣功相似的有練功十八法，但是除了能夠參考一部分的動作之外，完全與練氣功沒有關係，屬於另外一種方法。

本書練氣功的基本，是取自中國仙道的內功法，這是利用氣的運行法、感覺法等外功再新創的方法。

創造的動機，要從研究科學氣功法說起，開始只是練仙道的內功，等到氣可以運轉全身之後，有時又會受阻，為了打開這種阻礙，才學習科學氣功法。其目的之一，是為了科學研究。另一個目的是為了解決因鍛鍊仙道而產生的不良現象（即仙道所稱的仙道病）。

用科學方法研究氣，已如前所述，另一種解決仙道病的方法，即醫療用的氣功。而且比起傳統仙道的報告資料豐富得多，每一種研究，都是經過醫學分析。

而研究結果認為除了內功之外，必須與外功配合成表裡一體。

當時因為沒有好的參考書，因此以「保健氣功」為主，並參考古書的易筋經、八段錦，華佗五禽圖、少林氣功，以及其他的拳法，一面實驗通氣，一面選擇其中有效的動作。

除了能夠通氣之外，又藉此發現了許多新而有效的方法，一起列入。運用吸取鍛鍊內功時所用的氣的感覺法、運氣法、強化法等經驗，創造出新的氣功法。

## ●練氣功時應注意姿勢、呼吸、意識

練氣功時，必須注意一些基本事項，否則不會得到很好的效果，甚至有反效果。重要的是姿勢與呼吸。此外，還包括意識與用力的方法，及環境與個人的差異。現在按順序說明。

【姿　勢】

姿勢在某種意義下，與呼吸一樣重要，是氣功法最重要的部分。姿勢有許多種，原則上以立式為宜。

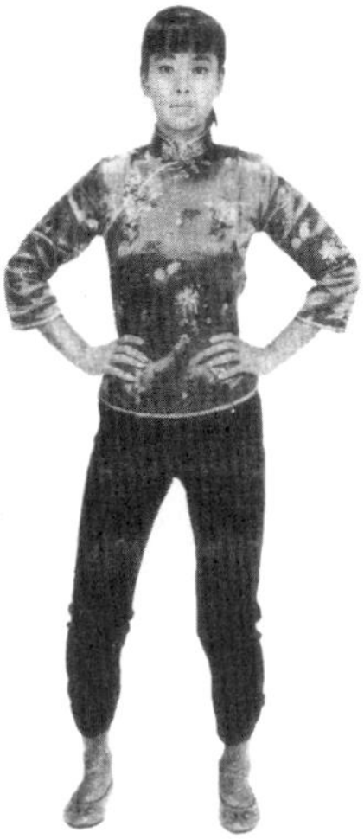

練氣功的基本姿勢以立式為宜，兩腳分開與肩同寬，腰部略沉，兩膝彎曲，注意兩腳不可成內八字或外八字，須與肩膀成直角站立。

練氣功的場所，原則上應該在戶外，因為戶外可以使整個身體活動自如，不可坐著或躺著練。

站立時，兩腳分開與肩同寬，兩腳不可成外八字或內八字，必須與肩膀成直角站立。

腳站好之後，再談身體的姿勢，上身要挺直；放鬆不可用力，腰部略沉，兩膝彎曲，但是與後面談到的動功所做的馬步不一樣，腰部不用沉得太低，這種姿勢要保持幾小時。

以上是練氣功的基本姿勢——立式的說明，同樣是立式動作，每個動作中，姿勢稍有不同，但是上半身不可用力，腰部略沉，兩腳不可成八字形，則是共同的條件。

重病而無法站立，或腳弱的人，可以採用仙道的坐法或臥法，等到感覺某種程度的氣存在時，或可以站立時，再用立式來練。

【呼　吸】

呼吸是氣功法最主要且注意的一部分，如果不注意呼吸而隨便做，不但得不到效果，反而有不良的影響。

練氣功的呼吸有兩種，一種是長式呼吸，節奏較長。一種為短式呼吸，節奏既短又快。

當然並不是用長式與長式，短式與短式地練氣功，而是兩種方法配合。

這兩種方法是由仙道的呼吸法中的調息（初學仙道的基本呼吸法）演變來的，也適用於仙道。現在先介紹長式呼吸法：

**①長式呼吸**　練長式呼吸時，必須用練氣功的正確姿勢（立式），兩手插腰，開始輕輕由鼻子吸氣，再慢慢將下腹凹下去，用口慢慢把氣吐出來。

呼吸配合動作進行，也有一種短的呼吸，要做得快一點，在此所說的長式呼吸（準備呼吸），必須又慢又長。

一開始由鼻子短吸進入，然後將下腹凹下去，慢慢由口中吐出來，再把下腹鼓出，由鼻子吸入，再把下腹凹下去，由口中吐出來。這一吸一呼的時間，除了開始吸氣以外，呼與吸的時間都是一樣。

長式呼吸作八次～十五次之後，再做下面的短式呼吸。

**②短式呼吸**　這是非常短的呼吸，配合吸與吐的動作，下腹做小幅度的動作。長式呼吸也是一樣，練氣功的呼吸，不必像仙道的武息那樣麻煩，下腹的動作可以做順式（吸氣時下腹鼓起來，吐氣時下腹凹下去），也可以做逆式（吸氣是下腹凹下去，吐氣時鼓出來）。

病人或者呼吸器官弱的人，下腹部不要動，但是呼吸必須有節奏、輕輕地做。呼吸的次數，一吸一吐為一次，做十～十五次，然後再做下列各種動作。

**【用力的方法】**

練氣功時用力的方法，上半身絕對不可用力，尤其是頭、頸、肩、背、臂等部位，如果加一點力來做，身體會不舒服，或肩膀僵硬。

始終都不可用力，讓身體感覺有氣的存在，雖然如此，但是，身體如果像章魚那樣軟綿綿的，也無法練氣，多少要有一點力氣。

不論如何，就是不可以隨便加上力量，而且必須隨時注意放鬆上半身，感覺有氣存在時，讓氣流通，這時稍微加一點力量。

【意識的方法】

練氣功時的意識，就是放鬆，丟開所有的雜念。先放鬆意識，然後放鬆體力。開始無法做到的人，可以用自律訓練法來訓練。先暗示頭重、肩重、手臂重等去除身體與意識的緊張，才可以進行長式呼吸法。

練氣功期間，突然感到不舒服，應該先考慮到是不是意識緊張的關係，或身體方面不正常，必須消除力量，輕鬆地練氣功。

有些人一面練氣功，一面想事情，這是消除緊張的副作用，應儘量避免。如果一再產生雜念，可以在心裡默念呼吸的次數，以集中意識。

## ●自律訓練法

在一個安靜能夠集中精神的地方練習，尤其是不要讓電話或他人干擾。

以躺著的姿勢，全身放鬆，眼睛輕輕閉上，不可用力。

開始暗示重量感，例如「右手感覺重」然後想著「重、重、重」，一直到右手真的感覺重為止，然後暗示溫度，如「右手感覺熱、熱、熱」。

先做右手、左手、兩臂，然後再做右腳、左腳和兩腿，最後要訓練暗示消失重量、溫度的感覺。

【個人差異】

氣功法的個人差異可分男性與女性，年輕與老人，有體力與無體力的差別。由於有這些差異，因此所做的呼吸方法與次數，也有差別。

例如體力差的人，可以照規定的次數減半或四分之一開始練，等到體力增強後，再慢慢增加次數。

老年人可以照年輕人的一半開始練，習慣之後，再回復普通的次數。

女性如果非常健康，開始可以按規定的次數練，練完之後，感到很累，也可以減少次數。

總之，可以照個人的體力來決定練習的次數。

呼吸與沉腰的方法也一樣，從自己能做的程度開始，無法站立者，可以坐著或躺著做，等到感覺有氣而且可以站立時，再注意姿勢與規定的次數。重病者的情形，在應用法的項目有詳細說明。

【環　境】

練氣功的環境，不像練仙道的內功那樣嚴格。最理想的環境，就是在清早樹木茂盛的公園內，一面呼吸新鮮空氣，一面練氣功。其次是不論任何時間，在有樹木的地方做就可以，在這種地方練氣功，氣會馬上變得很強。

如果沒有這種環境，平時可在自己的房間裡練，休假日再到公園或樹下去做。當然在這種場合，要強化氣，可能要多花一點的時間。

最不理想的環境是空氣很壞又沒有樹木的屋外，如果非在這種地方練不可，不用太注重呼吸，只要模仿樣子練就可以了。但是為了治病而練氣功的人，非要在空氣新鮮，樹木茂盛的地方練不可，否則得不到良好的效果。

【時　節】

時節是指時間、季節與氣候等。先談時間，最好清晨早點起床，許多夜貓子清早起不來，在體質未改變之前，不妨黃昏（下午八點以前）練比較好。清早忙礙者，也可在黃昏或中午的時候練。

季節方面，在春、夏、秋三季，時間可以練長一點，冬天要少一點。而且避免在冬天開始學氣功法，最好在春、夏，配合自然氣的活動。

氣溫方面，炎熱、強風、嚴寒或高溫時，練習的時間不可過長，尤其開始練氣或為了治病，必須確實遵守，可以改在屋內做，多少能緩和這些不良條件。

## ●練氣功的基本動作

練氣功可以分第一式與第二式兩種，第一式是使身體產生氣並且運轉全身的鍛鍊，也是第二式的準備功。其要領是動作與呼吸一致。第二式是鍛鍊所產生的氣，使氣能夠流動的一種重要步驟，因此不用太注重呼吸與形式。

現在開始說明最基本的練氣功第一式。

### (1) 基本功

①兩手插腰直立，兩腳平行分開與肩同寬，略為沉腰（圖1）。

②以這種姿勢做長式呼吸十～十五次。

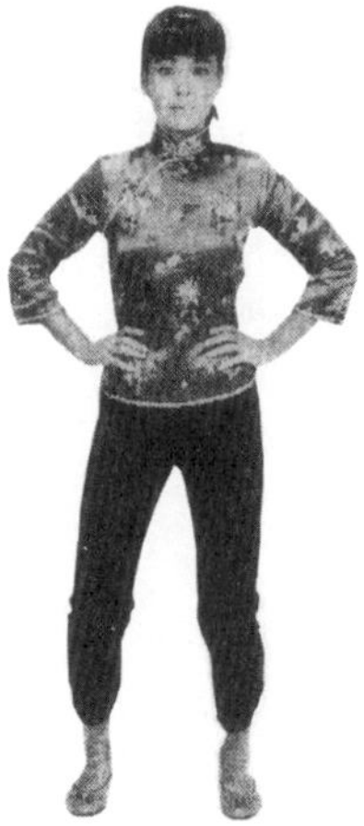

圖1

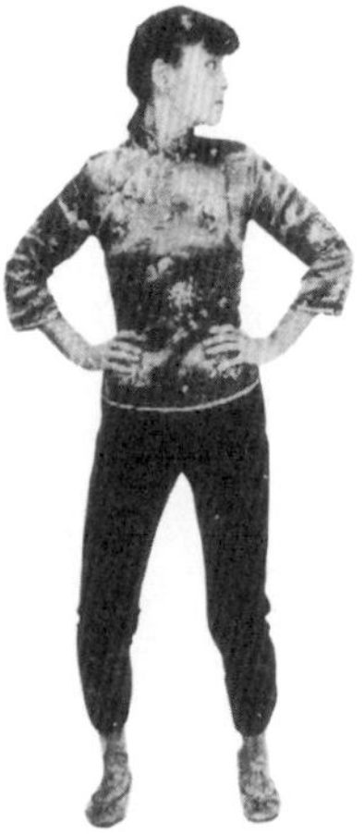

圖2

③保持同樣姿勢做短式呼吸十～十五（一吸一呼為一次）。

【注意】做長式呼吸不可像木頭一樣挺直的姿勢，吸氣時，腿要稍微伸直，上身向上伸，吐氣時彎膝沉腰。

做短式呼吸也一樣，吸氣時身體稍微伸展一點，吐氣時彎膝沉腰，這些動作要配合呼吸，而且要有節奏。

(2) 頸　功

①姿勢與基本功相同，只要臉向左轉（圖2），以這種姿勢做短式呼吸三十～六十次。當然也要像基本功一樣配合呼吸，上身向上伸展，然後沉腰。

②臉向右轉，同樣做短式呼吸三十～

六十次。

③臉向後仰，看後面的景物，做三十～六十次短式呼吸（圖3）。

【注意】做頸功時，肩膀不可以被脖子拉住似的向後轉，否則頸功的效果就會降低，必須只轉動脖子，肩膀不可以動，眼睛也不可以看側面，要向後看，效果才大。

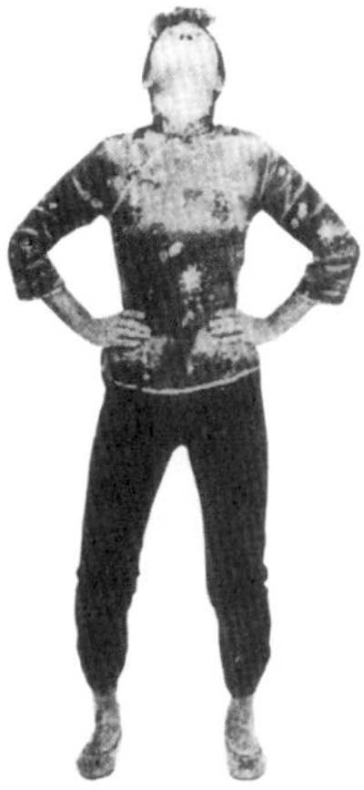
圖3

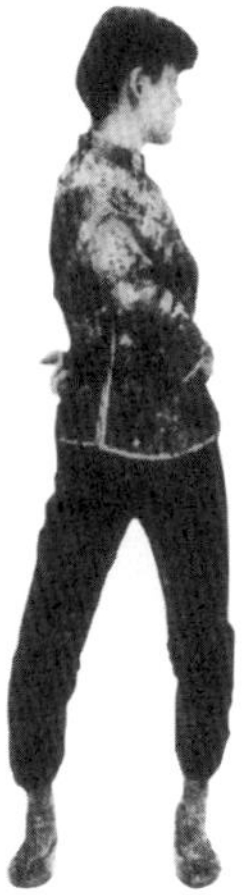
圖4

### (3) 轉　腰

①轉腰的動作像基本功一樣站好，身體向左後方轉過去，右手掌放在左腰的下方，左手背放在右腰的地方（圖4）。

身體儘量向後扭轉，然後維持這種姿勢，做短式呼吸三十～六十次。

②向左轉腰後，再換邊向右轉，作法一樣，身體向右轉，左手掌放右腰的下方，右手背放在左腰處，做三十～六十次短式呼吸。

【注意】基本動作必須注意兩點，第一，扭轉時，身體不可向上方或下方起落（向下落的人比較多）。第二，腳的姿勢不可改變。

如果姿勢不好，轉腰的動作一定會出毛病，必須儘量保持正確的姿勢，向右或向左後方扭轉時，腿的姿勢應該多少有點變化，腰向右轉，腿就稍微向右轉；腰向左轉時，腿就稍微向左轉，務必保持原來的姿勢，如果轉得過頭，姿勢不正，便得不到好的效果。

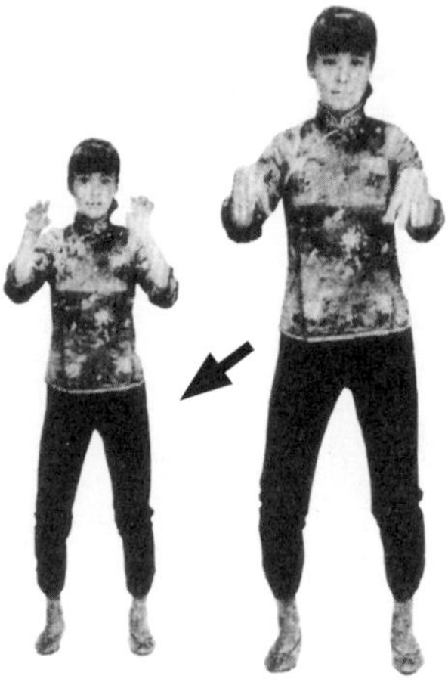

圖5

(4) 震　掌

照基本的姿勢站好，兩手手背向上，略向前伸，保持這種姿勢，手不可用力，配合短式呼吸，不停地振動（圖5），次數與呼吸一樣是三十～六十次。

【注意】振動手掌時，手絕對不可用力，否則不容易產生氣，即使有氣產生，也不會有好的感覺。如果過分用力，手腕一定會痛，因此決對不可用力，必須受氣的支配來振動手掌，而且要配合呼吸，彎曲膝蓋，身體一上一下。

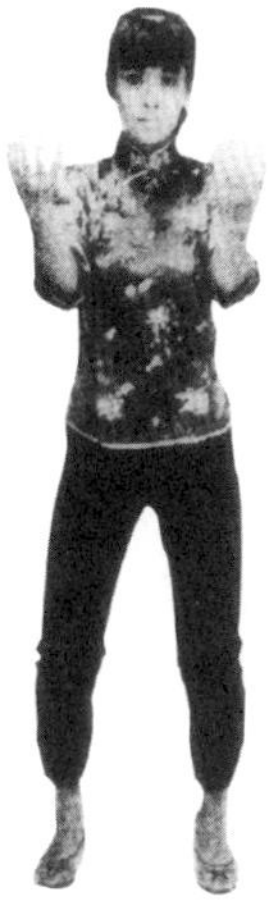

圖6

(5) 捏　球

①以基本功的姿勢站立，手腕向前伸出，手心向著臉部，以這種姿勢，想像著手中握著一個直徑四、五公分的球（圖6）。

②然後配合短式呼吸，把想像中的球捏緊、放鬆、不可以用力，配合短式呼吸的節奏，輕輕的捏再放鬆。

捏球時要吐氣，放鬆時要吸氣。

【注意】最重要的是想像手中握著一個球。

## ●由手腕到腹部使氣流動的鍛鍊

(6) 推　掌

①同樣用基本功的姿勢站立，兩手放在胸前，要感覺到把附近的空氣引過來，配合長式呼吸，把手拉近胸前（圖7）。

②拉進胸前的手，離胸前五～十公分停下來，手掌翻過來，配合長式呼吸的吐氣，兩臂向前方伸長，挺起腰部，膝蓋伸直（圖8）。

在手臂伸直的霎那，會感覺手掌心有氣產生，稍微用一點力，來推空氣。但是病人或體弱者不可以這樣做，只要慢慢伸直就可以。

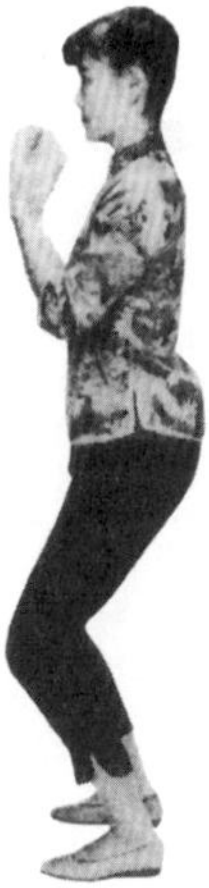

圖7

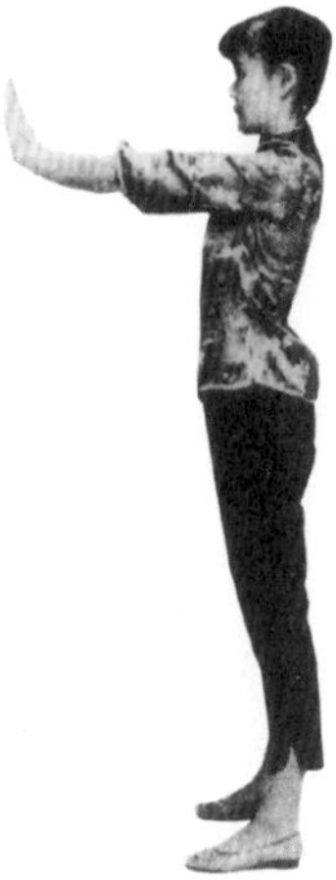

圖8

練推掌，在吸氣時要彎膝沉腰，吐氣時上身要有向上拔起的感覺，呼吸的次數是三十次，一吸一吐為一次做三十次。

【注意】練推掌時，肩、臂、手掌都不可用力，否則在初學時，那一部分就僵硬，效果減低，必須感覺到在大氣之中優雅地活動兩手臂。可以參考太極拳的動作。

(7) 撐　掌

①以基本的姿勢站立，兩手臂好像鳥的翅膀展開與收攏一樣，兩手掌垂直（圖9）。

②兩手收攏進來之後，開始用長式呼吸，配合呼氣，兩臂向橫方向伸直（圖10）。這時與推掌時一樣，就像用手推兩邊的空氣的感覺，等伸到最後，要感覺有氣由手上出來，稍微用力一點向兩方伸出去。

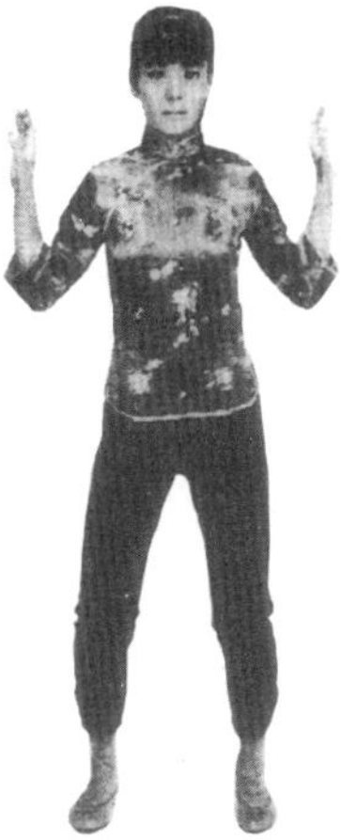
圖9

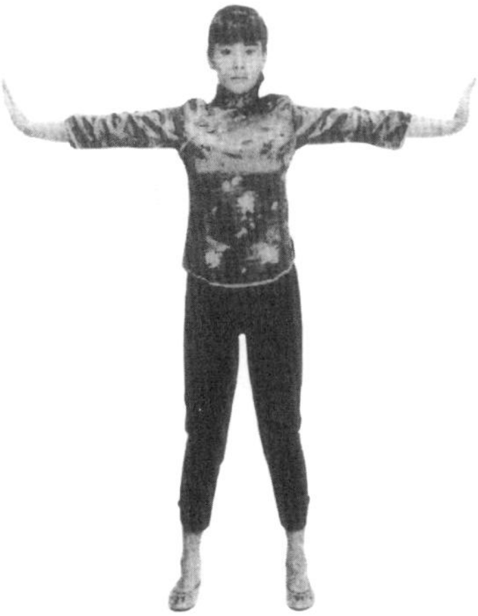
圖10

③然後做長式呼吸，兩手向肩膀的方向收攏還原，保持原來姿勢。

④本動作，吸氣時身體要挺直，吐氣時要彎膝沉腰。一吸一吐為一次，共做三十次。

## (8) 壓 降

①姿勢與基本功相同，兩腳平行分開與肩同寬，沉腰。

②兩手與肩同高，手掌朝下，如圖11的姿勢。

③以這種姿勢，配合長式呼吸的呼氣，手向下腹部壓，感覺好像把空氣突然向下用力壓一樣（圖12）。

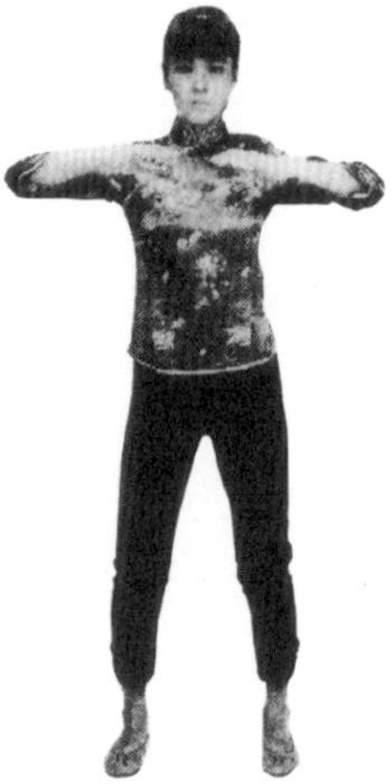

圖11

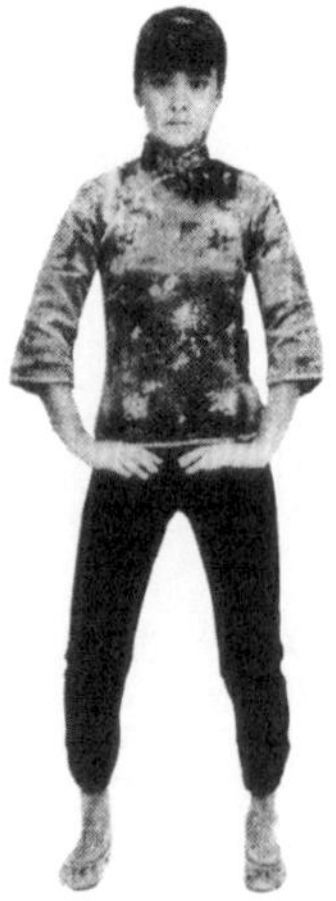

圖12

④配合長式呼吸的吸氣，兩手向上舉與肩同高，吸氣時身體稍微拉直，吐氣時彎膝沉腰。

⑤這個動作要做三十次。

【注意】做這個動作，吸氣的時間要與手的上舉速度一致，吸氣還沒有結束，手就舉到肩膀的高度，或吸氣已經結束，手還沒有舉到，這兩種都不好。呼氣的動作也是一樣（呼氣結束手必須到達下腹部）。呼氣的時間比吸氣的時間容易弄亂。

## (9) 上　托

①先站好，兩手上舉，手掌朝天，左右手指交叉，臉向上仰，眼睛看著交叉的手指（圖13）。

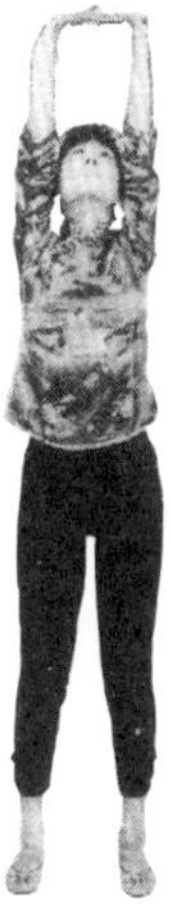
圖13

②保持這種姿勢，做短式呼吸，配合一吸一吐活動兩隻交叉的手。要領是把交叉的兩手慢慢往上壓，呼氣時向上壓，吸氣時降下來。

③一吸一吐為一次，做三十～六十次。

【注意】本動作與各種動作一樣，要配合呼吸，上身要挺直，不可沉腰，身體要伸直。

以上各種練習，是鍛鍊氣流動的基本姿勢，以下是產生氣的鍛鍊。

## ●利用手腳使全身產生氣的鍛鍊

### (10) 前後擺腕

①先站好，然後跨出右腳或左腳，向前伸出二十公分左右。

②維持這種姿勢，兩手臂不可用力，向前後擺動。配合長式呼吸，兩手向前方擺是吸氣，向後擺是吐氣。

做這個動作，不僅兩手臂要擺動，兩腳掌也要有節奏配合。兩臂向前擺時，後腳的腳尖著地，兩手向後擺時，前腳的腳跟著地。（圖14）。

③做的次數要多一點，至少要連做六十次以上。

【注意】做這個動作，兩手臂絕對不可用力，如果用力不但手臂不易上舉，

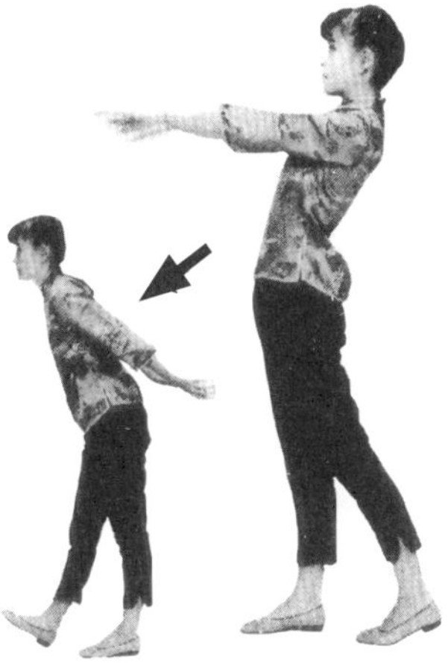

圖14

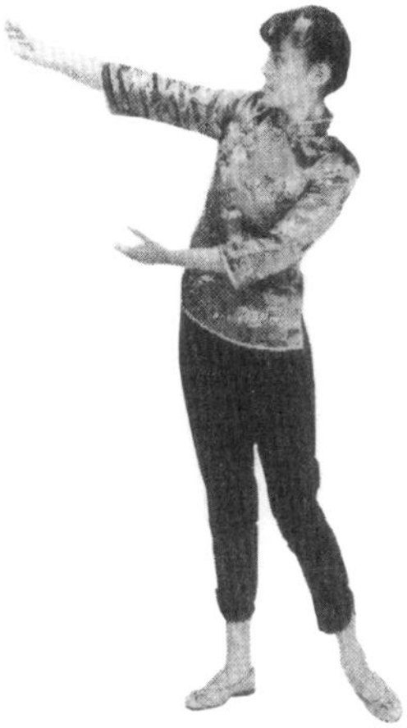

圖15

也會造成肌肉疼痛。

是否用力，很容易就知道，沒有用力時，會有氣產生，兩手自然會動幾十分鐘或幾小時。但一用力就不容易產生氣，馬上感到疲倦，做不動。

有很多人不了解如何除去這種力量，可以把兩手像要丟向那裡一樣，這種感覺，自然可以去除力量。

## (11) 左右擺動

這是繼續前面的動作，站的方法也與基本功一樣，兩腳不是一前一後。

②兩手向兩邊配合長式呼吸擺動（圖15），不論姿勢向左右擺動，兩手向外側擺均是吐氣，向內側還原是吸氣，呼吸的

節奏雖是長式，但與短式非常接近。

③這個動作與前項一樣，要配合兩手擺動的節奏，兩腳也要配合節奏，要領是手擺回來時，腳底著地，另一隻腳，除了大拇趾外，其餘四趾都要離地。

④最少要做六十次以上，任憑兩手擺動，持續幾十分鐘至幾小時。

【注意】與前項同。

### (12) 摔 甩

①兩腳分開與肩膀同寬、平行，上身要伸直，與基本功的姿勢一樣。

②除去兩手臂的力量，與前項一樣擺動，向左右的後方轉身擺動。手向右擺動時，身體與頭也要向右扭轉，手向左擺動時，身體和頭也要向左擺動（圖16）。

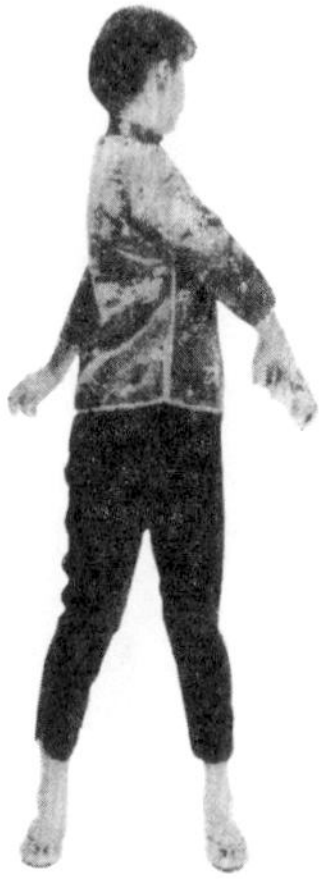

圖16

③配合長式呼吸，向左或向右擺時是吐氣，身體向正面還原時是吸氣，兩腳也要配合節奏，隨身體扭轉腳跟要著地如圖17的姿勢，最少要做六十次以上。

【注意】與前項的擺動相同。

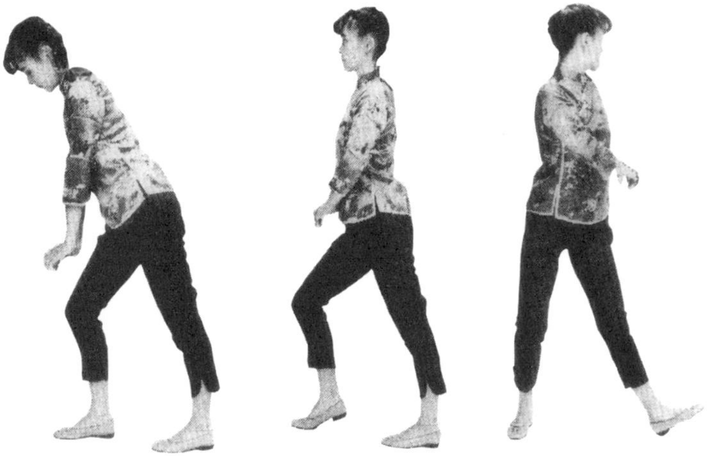

圖19　　圖18　　圖17

### (13) 跕　腳

①直立站好，左腳維持原狀，右腳向前跨二十公分左右。

②向前伸出的腳，以腳尖著地，使重心向前，兩手向前方伸出，如圖18的姿勢。

③姿勢還原之後，配合短式呼吸，右腳腳跟輕輕踏在地面，兩手手心向下，好像要把下腹部的氣，向腳下方移動，就像在給腳踏車打氣，配合呼吸向下踩的感覺（圖19）。

④呼吸的節奏，當腳底著地，手掌向下壓時吐氣，腳跟向上（手向上還原）時吸氣，共做三十次。

【注意】支持重心的那隻腳不可以用力，配合呼吸有節奏的練習。

### (14) 展　臂

①直立站好，右腳向前踏出二十～三十公分。

②右手向斜上方伸出，手心向下。左手向後斜方伸出去，手心向上（圖20）。

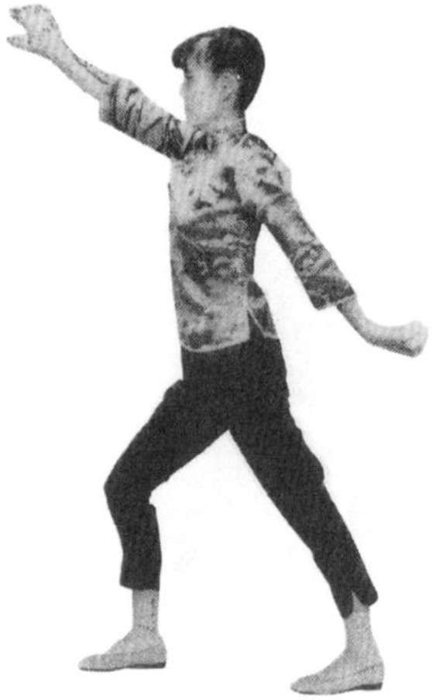

圖20

③好像手中捏一個軟球的感覺，配合短式呼吸來捏球或鬆開，與捏球的動作相同，吐氣時捏，吸氣時放鬆。

④右腳向前踏出的姿勢，配合呼吸做二十～六十次。然後換左腳向前踏出，同樣做三～六十次。

【注意】與前項的踮腳一樣，配合呼吸，兩腳有節奏地做，這種動作，初學者往往將後面的手放低一點，兩隻手臂要像木棒一樣保持一直線，可以利用鏡子糾正姿勢。

(15) 抱　膝

①直立站好，右膝抬高用兩手抱緊（圖21）。彎曲的膝蓋，與腹部貼緊。初學者可能沒辦法做到這種程度，只要儘量彎曲就可以。

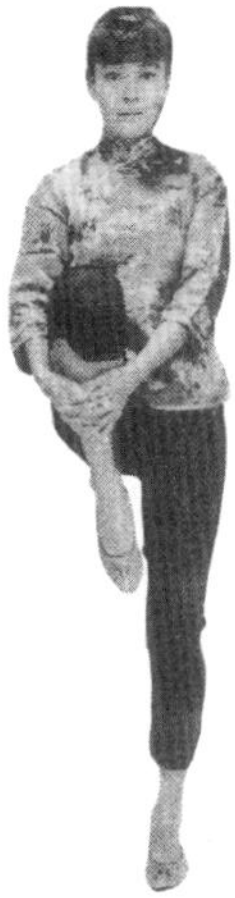

圖21

②以這種姿勢，做短式呼吸三十～六十次。換左膝抬起來，兩手抱住，同樣做短式呼吸的練習。

以上十五個動作，是練氣功第一式的鍛鍊，要完全練熟之後，才可以進入第二式的鍛鍊。

## ●強化氣的感覺——練氣功第二式

練成第一式之後，手掌會有某種特強的感覺，就可以進入練氣功第二式。

所謂獨特的感覺，就是兩手掌接近時，可以感覺有某種氣體存在，或者像觸電一樣的感覺，也像有磁場的感覺，或有某種壓力的氣體存在。鍛鍊仙道的內功時，還可以產生熱的感覺，但是練氣功時，熱的感覺並不大，也就是與平常的感覺不一樣而已。

能產生這種感覺，就可以開始練第二式的動作，若沒有這種感覺，或只有微弱的感覺，就表示氣的產生還不夠，必須繼續鍛鍊第一式，直到感覺具體的氣產生時，才能進入第二式，否則練氣功只像練體操一樣，無法得到效果。

鍛鍊第二式氣功，必須在一連串的動作中感覺有氣產生，而且要控制氣，這是練第二式的目的，這時不必用力，甚至不必用意識呼吸，自然呼吸即可。

當然也可以像第一式，配合長式或短式呼吸來練，照自己比較容易做的去做，現在介紹兩人對練的動作，配合呼吸來練。

做第二式時，必須手掌內感覺有氣產生，如果中途未感覺有氣時，大概是姿勢不對或用力，或者是第一式鍛鍊不夠，必須從頭練起。

注意這些事情之後，可能會發現氣非常難纏，或產生抵抗感，而且會感到手、腳的動作非常重，或很奇怪，這就表示已經練成了，了解這些情況之後，更要加緊鍛鍊。如此，即可進入第二式的鍛鍊。

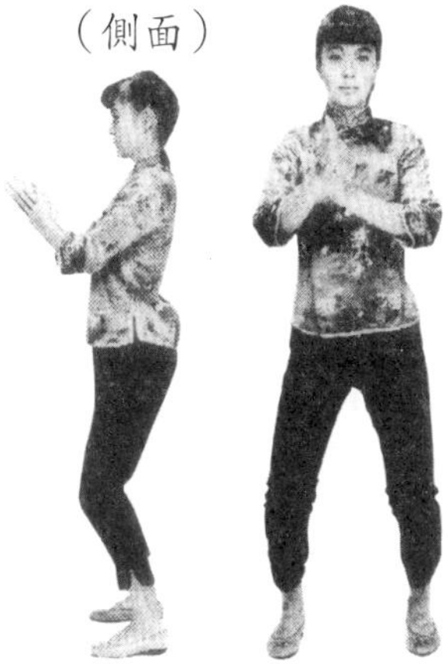

圖22

(1) 擦　掌

①以基本功的姿勢站立，兩手掌合攏用力（除了手掌以外不可用力），然後用力搓手（圖22），直到手掌搓得很紅，皮膚發熱為止。

②這時不必注意呼吸，如果是為了擦掌，可以有節奏地配合短式呼吸來做。

③擦掌之後，兩手離開五～十公分左右，看看是否有氣產生，這時會覺得有東西產生出來，那表示有氣產生，可以繼續做下一步動作。如果沒有這種感覺，表示氣還不夠，要重新鍛鍊第一式，練好之後才可以進入第二式。

(2) 開　合

①以基本功的姿勢站立，兩手放在胸前，手掌與擦掌相同，以這種姿勢向斜上方將兩手張開，手好像是一把扇子似的，做若干次開扇子的動作（圖23）。

②做這個動作，如果沒有感覺氣的存在是不行的，儘量慢慢的練，好像要把

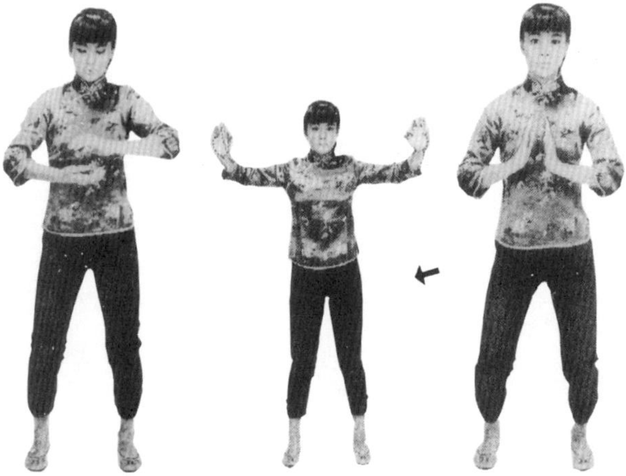

圖24　圖23

兩手中的氣拉長的感覺，只要感覺有氣存在，可以不必注意呼吸。如果要配合呼吸的節奏，在兩手打開時吸氣，兩手還原時呼氣。

③次數沒有限定，但至少做六十次，如果感覺有氣產生，就任憑手的動作去做，可持續幾個小時。

(3) 揉　球

①用基本功的姿勢站立，兩手好像拿著直徑十～十三公分的球一樣（圖24）。

②其次要感覺好像在揉球的表面一樣，手不斷地動，手臂也跟著動，但手掌上氣的壓力感如果消失了，是不可以的。

③如果想像中的球，有一種黏的感

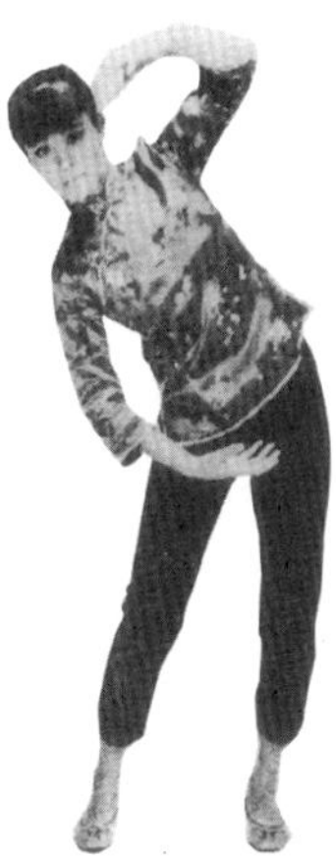

圖25

覺，就可以慢慢地把球加大，手臂的動作也要變大，最後可以想像是一個直徑一公尺以上的氣球（兩手沒有這種感覺是不行的），用腰部作支點，上半身有節奏地動著來練氣（圖25）。

④這時呼吸並不很重要，但是為了配合節奏，可以在向右轉時吐氣，左轉時吸氣，當然也可以相反地做。至於次數與時間並沒有硬性規定，但開始練習，最少要做六十次，習慣之後，可以讓身體隨意去練，練多久都可以。

### (4) 摸　魚

①直立站好，左腳或右腳向前三十公分。

②手掌向下，兩手向前伸出，好像刨木頭一樣的姿勢，利用腰力讓手往前後移動（圖26）。

③必須在手掌內感覺氣的存在，好像在齊腰的冰上磨的感覺，並非只讓手前

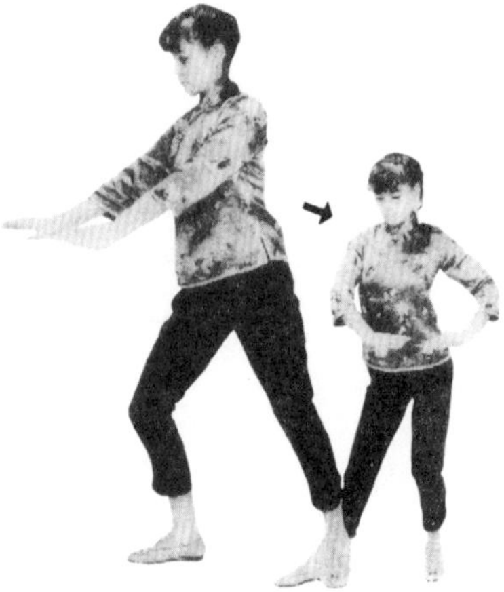

圖26

後地滑動而已，要有細長橢圓形的感覺，利用腰與腳的扭動，做圓的動作。

④不必注意呼吸，為了配合動作的節奏，手向前滑動時要吸氣，拉回來時要呼氣，當然相反地做也可以，次數沒有限制，但最少要做六十次。

⑤充分鍛鍊後，手會有黏黏的感覺，就要換一下左右手腳做同樣的動作。

## ●使氣粘厚的第二式——四個動作

### (5)旋 腕

①以基本功的姿勢站立，肘稍微彎曲，兩手掌向前。

②如圖27的姿勢，兩手掌畫大圓圈，就像兩個手掌在擦大玻璃一樣的感覺，兩掌要感覺有氣存在，慢慢轉動。

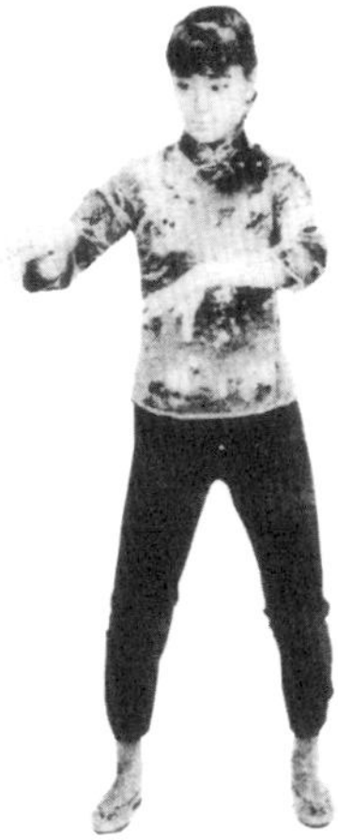

圖28

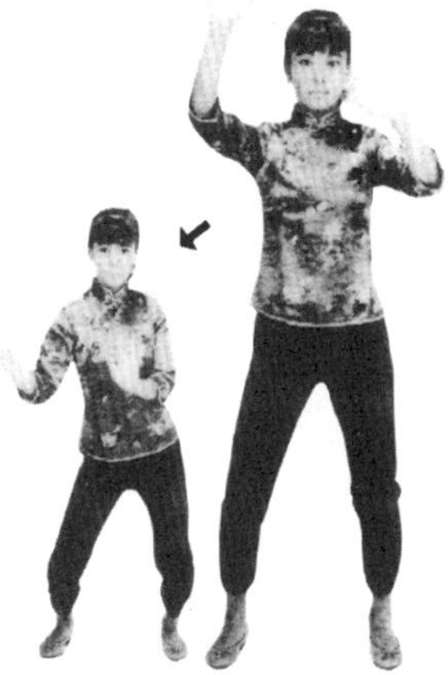

圖27

兩手畫圈，畫到最高點時，身體要挺直，畫到最下方時，要彎膝沉腰，配合手的上下運轉，腰也要上下運轉。

③向右轉三十～六十次，再向左轉同樣的次數。轉動時，兩手掌必須有發粘或發熱的感覺才行。

## (6) 旋　掌

①照基本功的要領站好，兩手向前方伸出十幾公分。

②以這種姿勢，手腕為軸，兩手不停地轉（圖28）。要領是手指略為張開，感覺用手來攪和附近的空氣一樣，而且一定要感覺有氣存在，轉動時不可太快。

配合手的轉動，兩膝蓋也要由曲而伸

有規律地做。

③向右轉三十～六十次，向左轉三十～六十次，可以配合短式呼吸，手由上面向外側轉時吐氣，由下面向內側轉時吸氣。吸氣與呼氣都可以用意識控制，無法配合時效，只要呼氣時有意識就可以了。

## (7) 旋氣揉胸揉腹

①與基本功一樣站立。

②用這種姿勢，將兩手放在胸腹前幾公分的地方，手掌朝胸部與腹部，以順時鐘方向各畫小圓圈（圖29）。

③做到這裡有些人會感覺胸部與腹部有氣開始在動，而且向身體下面降下的感覺，不可以讓這種的感覺消失掉，要做三十～六十次，然後兩手交換位置（開始時右手掌放在胸前，左手放在腹前；現在換成右手在腹前，左手在胸前的位置），按反時鐘方向，用同樣的次數讓手轉動。

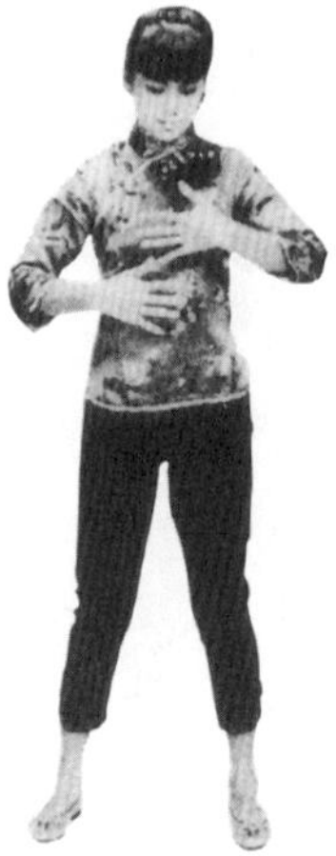

圖29

## (8) 單人粘勁

①以基本功的姿勢站好，如圖30一樣，兩手腕交叉，兩手要貼緊。

②維持這種姿勢，以手腕為軸，兩手向前轉動，這時手如果用力，手腕就會貼在一起，不易轉動，因此不可以用力，讓兩手圓滑地轉動。

③向前轉動三十～六十次，然後向後方做同樣的次數，向後轉動，比向前轉動要困難得多，因此更不能用力，手腕才容易轉動。

④呼吸與前面的動作一樣不很重要，但是為了使動作有節奏感，手向前轉動時吐氣，向後轉時吐氣，可配合短式呼吸，這時與前面的旋腕一樣，要以意識控制呼氣，不必注意吸氣。

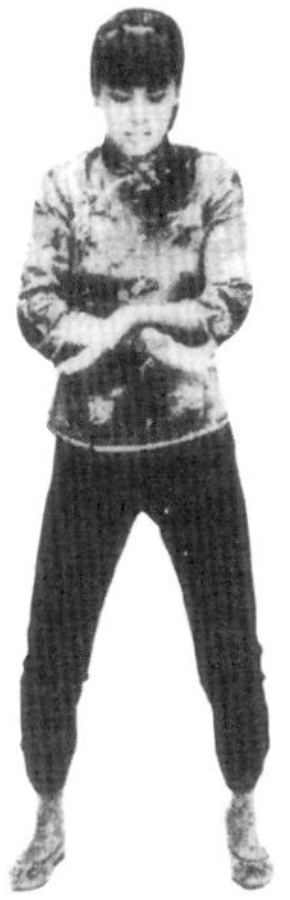

圖30

這種單人粘勁，與太極拳練粘勁（用自己的手將對方的手或腕粘住或封住的高招）時，一個人練的動作一樣，練熟之後，與粘勁有同樣的效果。

除此之外，練氣功時要兩人一起對練

粘勁。

## 2. 使氣感覺化的訓練法

關於氣功法，它有二千多種多的派別。即使是最具代表性的派別，據說也不會少於數十種。

這些派別，在訓練方法、效果各方面實在很富於變化，但原理全是一樣的，具有共通性。也就是說，它是從氣的感覺化及控制這兩項而成立的。

那麼，使用任何氣功法是否能產生同樣的效果呢？

坦白說，按照什麼樣的氣功法，以及什麼樣的老師，所能引導出的效果有相當程度的不同。

尤其是本書所談到的高度的氣功法，要找出那方面的指導團體及老師並不容易。希望滿足一些人的希望而整理出來的方法，便是現在要介紹的訓練。

## ●氣的感覺化的部位

無論如何，用氣功法去開發超能力時，第一步便是能感覺氣的存在。

如果想將氣感覺化，能清楚地感覺到，必須先在身體的某一特定部位產生那種感覺。而所謂的部位，按照氣功法流派的不同而有所不同，某些派別，是為了要在丹田（下腹），有些派別是為了在「命門」（背部的腰部附近），有些派別則為了在手或腳產生那種感覺而加以訓練。

但是，之後的訓練並沒有太大的不同，因為如果能在身體的某一部位感覺到氣，接著便要將那種感覺推向全身。

不過，這種訓練對初步的人來說，還是會產生「在哪個部位最容易感覺到氣」的問題。按照經驗，體內尤其是下半身（腳除外）不知是否因為比較遲鈍，很難感覺到氣。上半身雖然比較容易感覺到氣，但有潛在性疾病或身體虛弱的人，會覺得頭痛沉重、頭暈目眩，容易產生肩膀痠痛、眼睛異常的症狀。

試了很多部位之後，覺得最安全又最有效的是手掌及腳底這兩個部位。尤其手掌是非常敏感的部位，幾乎所有的人只要稍作練習，便能立刻感覺到氣。

當然，它特別適合於自學者，所以本書專門以此方法為主，介紹氣功法的訓練。如果想以手掌進行使氣感覺化的訓練，必須先使手掌變得敏感，因此得不斷地摩擦、刺激手掌。

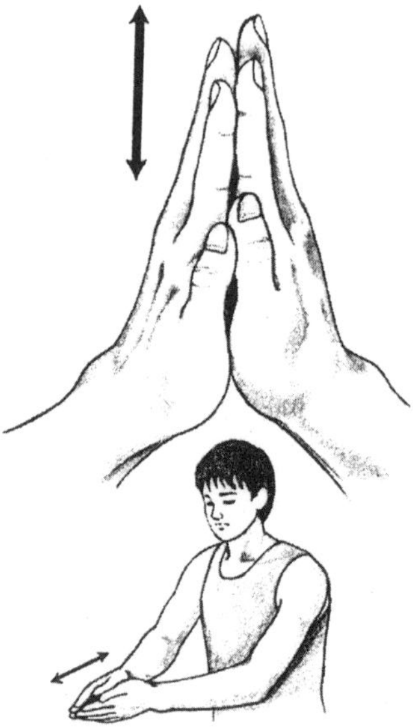

圖31

## ●使氣感覺化的技巧

①將雙手的手掌合起來，稍微用力，然後一直摩擦到雙手的手掌發熱，幾乎無法再接觸為止（圖31）。

經實施此方法之後，再去觸摸別人，幾乎所有的人都會覺得彷彿被熨斗熨過一般，感到一股熱流而跳起來。而實際上，要將手掌加熱到這種程度才有效果。

【要領】①將手掌用力摩擦到出現污垢的程度為止。如果手掌經常冷冰冰，不斷摩擦也無法發熱的，不妨將手暫時浸在熱水裡再做。或是，在剛洗完澡後做也是辦法。

②不斷地摩擦雙掌，等到能產生像熨斗按在身體一般的熱流時，接著便要將雙手相對，距離一～二公分。同時，將意識集中於雙手的手掌（圖32）。

③接著，將雙手的手掌向前後、上下、左右斜斜地擺動（圖33）。

此時重要的是，在擺動雙手的手掌時，不要產生微風般的感覺，非常緩慢擺動。如果不遵守這點，便無法清楚地感覺到，究竟是由於手掌或微風所產生的氣，所以也無法得到氣的感覺。

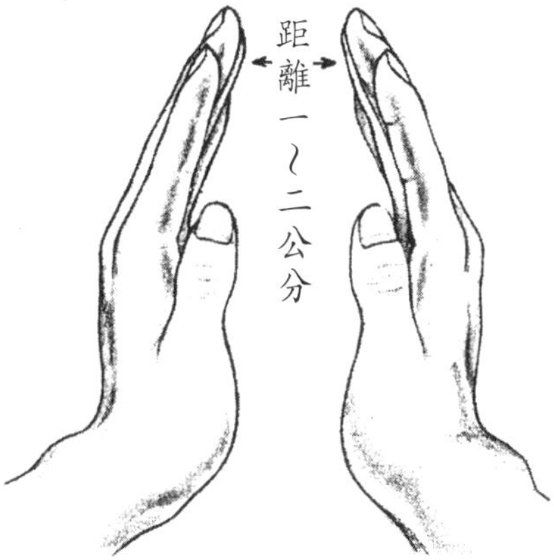


圖32

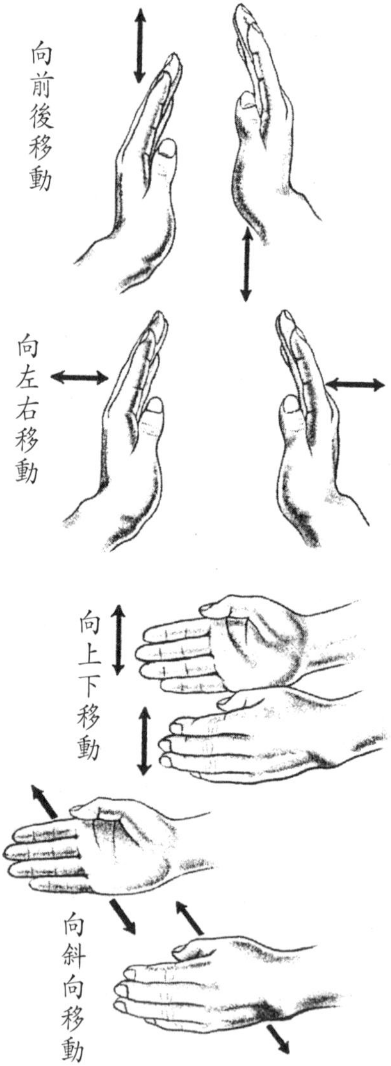


圖33

## ●使氣感覺化時的注意事項

初學的人在進行這種訓練時，必須注意的事項大致有如下幾點：

①不要用過多的力量……如果在肩膀、背部、手指或手臂等部位使用過多的力量，便無法清楚地感覺到氣，所以應將這些部位的力量放鬆。

②**要讓手指與手指相接觸**……如果五指沒有併攏（也就是手指與手指之間鬆開的狀態），氣就會分散掉，感覺會減弱，所以，手指與手指之間應緊緊地併攏在一起。

③**手指不要翹起**……在訓練之際，有些人會有將手指向後翹起的習慣，這種人，應努力於使手指有意識地向內側併攏。

④**疲累時不要練習**……非常疲勞的人，或神經磨損的人，很難感覺到氣，所以應先充分休息後再開始練習。

⑤**要鬆弛身體及精神**……身體僵硬的人，或神經質的人，有時很難有氣的感覺，所以有這種情形的人，應先實施前面所介紹的氣功法，使身體柔軟下來。等放鬆身體後，才進行這種訓練。當然，即使沒有上述的情形，但還是很難獲得氣的感覺的人，也應該先放鬆身體。

⑥**要有氣的感覺需很小心**……因為氣的感覺實在太微妙了，所以初次進行的人，如果總覺得有氣或只要有微微的感覺就已足夠了。如果一開始便期待獲得很清楚的感覺，當然很難掌握那種感覺。

## ●練氣時的技巧與感覺種類

已經學會使氣感覺化技巧的人，接著要做練氣的訓練。

①首先，將雙手的手掌稍微彎曲，使它成為就像拿著直徑約五公分的球的形狀，向相反的方向慢慢地旋轉，然後轉回去，一再重複這種動作（圖34）。

【注意】這種訓練時的手形，和前面的訓練不同，手指稍微張開並無妨。不過，如果所有的手指都未向著內側，絕對不可以。手指、手臂、肩膀、背部不要用過多的力量，這點和前面的訓練是一樣的。

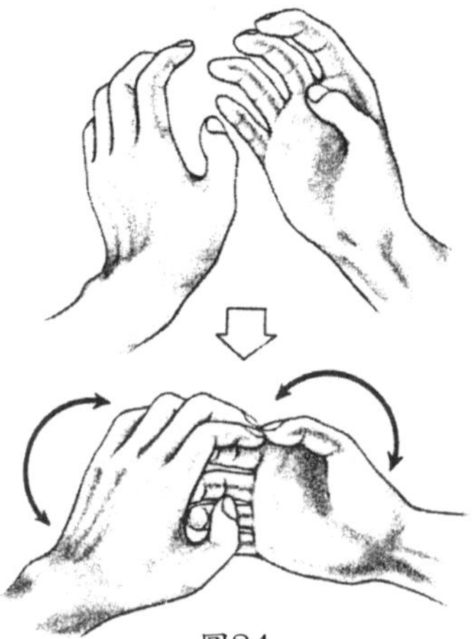

圖34

②如果這樣做，在手掌與手掌間產生了某種獨特的氣的感覺，接著，便繼續保持那種手形，將雙手的手掌一點一點地逐漸分開。這樣去檢查距離多遠那種氣就會消失掉，而在那個距離範圍之內，使雙手

接近又移開。進行數次之後，便能感覺到微妙的感覺（圖35）。

以上的兩種訓練，不妨看自己什麼時候有空，經常去做。像這樣在不經意的時候進行，反而能放鬆全身，也比較能有氣的感覺。

如此一直訓練下去，快的話，幾分鐘便能產生氣的感覺，即使是稍微慢一點的人，也只要數天便能有氣的感覺，到那時候，便自然進展到下一個訓練。

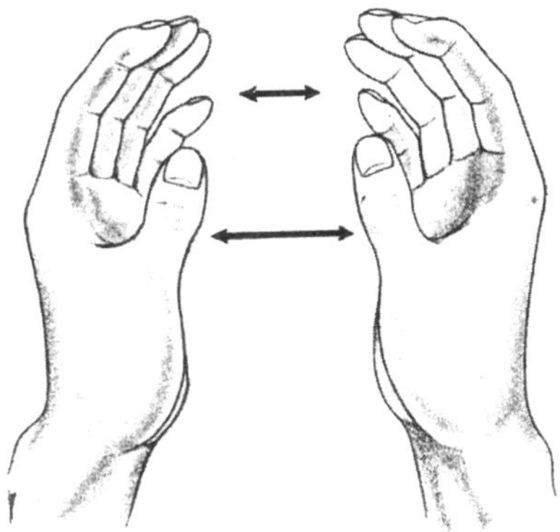

圖35

下面列舉訓練以上兩種技巧之際會產生的氣的感覺，各位不妨參考看看。

①**熱感**……這是任何人都會感覺到的，以氣的感覺來說，有很難令人認同的一面。尤其是充分摩擦過手掌之後，因為此時會產生熱氣是理所當然的，所以一般人很難認同那就是所謂的「氣」。但即使如此，實際上確實已經產生了氣，這點沒有什麼不同，因此，只能產生這種感覺的

人，可以進行以下的實驗。

首先，讓雙手的手掌相對合起來，然後五公分、十公分、十五公分……逐漸讓雙掌彼此分開。這樣讓雙掌距離二十～三十公分以上，如果此時仍有熱的感覺，那表示已經不僅是熱氣而已，不妨認為產生了氣。因為，手掌彼此距離二十～三十公分的狀態下，應該不能感覺到手掌表面的摩擦熱。

②**空氣的流動感**……這是稍微有清涼之感的氣流，彷彿在雙手掌之間流動一般的感覺。以氣的感覺來說，是很容易感覺到的，但其缺點是：無法和微風吹拂的情形區別開來。如果有了這種感覺，不妨先確定風是否從房間的某處吹進來。如果有一絲「風吹草動」的情形，就有必要將房間關緊，再試一次看看。

③**觸電感**……這種感覺，對正在進行使氣感覺化的訓練的人來說，無疑可以完全確定那就是氣的感覺。此時，初學的人很少會有整個手掌都有觸電的感覺，大部分的人都僅在手掌的某部位或手指感覺到微微的觸電感。

④**產生磁場的感覺**……這也是很容易產生的感覺之一。因為在沒有拿著磁石的雙手手掌，會感覺到彷彿從磁氣器材發出磁氣一般的獨特感覺。此時，即使是

初學的人也和電氣一般的感覺不同，能整個產生這種磁氣的感覺。

⑤**壓迫感**……這也是容易產生的感覺。因為此時會從手掌產生某種有壓力像空氣一般的感覺。此時，和前面磁場的感覺同時出現的情形居多，而雙手的手掌就會被彈開。有時，會覺得彷彿向內被吸住或彈開一般。

以上五種氣的感覺最常出現，不過，也有些人會產生這些感覺之外的獨特感覺。而且大部分都同時有兩種以上的感覺。

一般將疫、麻、腫、熱、涼、重、癢等七種列為氣的代表性感覺。

## 3. 實現奇蹟的超人訓練法

### ●增加氣力的動功基本動作

有關氣的感覺，在練氣功的鍛鍊已經說明了，若為了健康而練氣功，如此就夠了，以後只要每天練習，慢慢能練得很充實。

想在武術方面鍛鍊氣功，而成為超人，這樣還是不夠的，必須更進一步。現在說明，更深一層氣力的培養方法，希望讀者仔細閱讀，充分地鍛鍊。

這種更深奧的氣力鍛鍊法，相當於中國拳法的硬功、軟功、輕功等武術氣功法，在此僅介紹最基本的方法，讓大家有最低限度的認識。

所謂最基本的方法，就是必須遵守注意事項，努力鍛鍊，使身體像鐵一樣強韌，運氣出掌，能將對方震出幾公尺之外，這種功夫並非夢想。

但是只練氣力的氣功法，要練到能夠感覺到氣，必須花很長的時間，才能感覺氣的存在。如果同時配合比較快的練氣功，會有更好的鍛鍊效果，因為這種方法，可以馬上感覺氣的存在，完成鍛鍊氣力的氣功法。

想在武術方面練氣力，必須用練氣功來完全控制氣的產生，然後再進入動功的鍛鍊，才能鍛鍊成理想的氣力。動功的姿勢，比練氣功更複雜，必須特別注意正確的姿勢，否則將引起肌肉與骨骼的異常，無法得到效果。

動功可分為第一式與第二式，還有第三式與連環式等更高一層的鍛鍊法，由於姿勢非常難，而且無法單獨練習，本書就予以省略。

第一式是練動功的基本姿勢——馬步的準備動作。

第二式的所有姿勢，都是馬步的變形，動作比較困難，練成之後，會有驚人的氣力，可強化氣的感覺。這些動作，對一般人而言比較困難，但是對於練武的人，僅是基本訓練而已。

此外，動功不像練氣功一樣，動作必須配合呼吸，要慢慢地、輕輕地，似有若無的呼吸，而且要保持一定的姿勢。

呼吸的要領如下：先裁好一張薄紙，寬一公分，長四或五公分，用一、兩顆飯粒黏在鼻尖上，呼吸時要慢慢地，不可以讓紙動，同時一方面要做動功的姿勢，為了達到這種程度，必須將意識放在下腹部，使氣不會往上升。

這些要領，在練完第一式馬步之後再練，練時不需要像練氣功一樣配合呼吸，但是在第二式中，有幾個動作，必須像練氣功一樣配合呼吸，詳細情形，在每個動作中再談。現在先從第一式開始。

### (1)腳屈伸

按練氣功的基本功站好，兩手像抱著一公尺左右的大球（如圖36），以這種

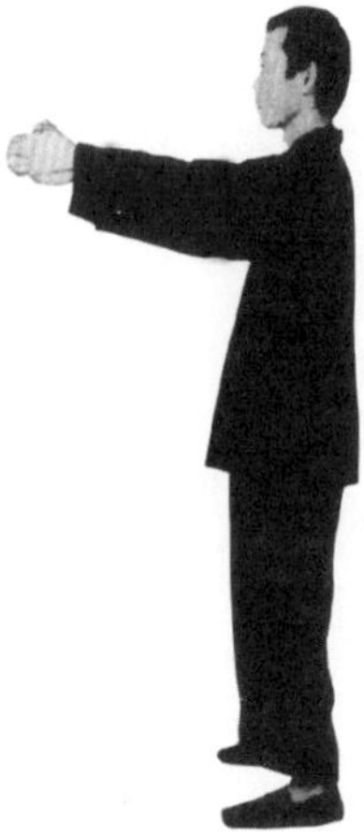
圖36

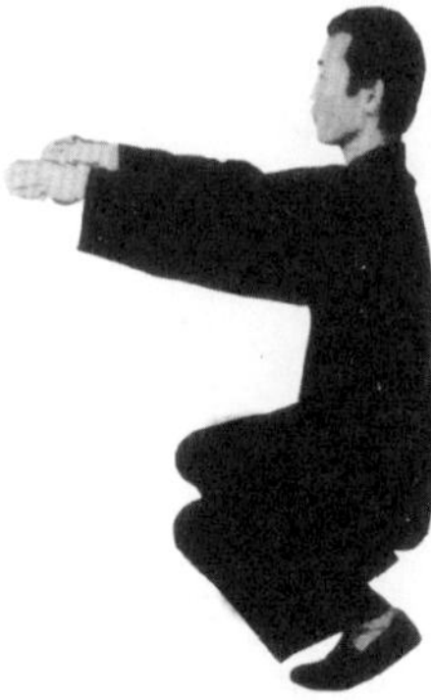
圖37

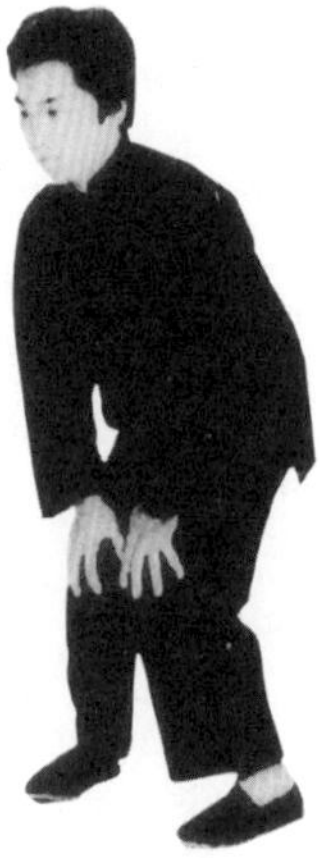
圖38

姿勢做腳的屈伸。

然後恢復原來直立的姿勢，再度屈伸（圖37）。如此直立、屈伸為一個動作，最少做三十次。屈伸時吐氣，直立時吸氣。

【注意】這個動作必須注意身體的線條，有很多人練此動作時，身體略微向前傾，如此會把蓄積在腳上的力量去除掉，效果減半。無論直立或屈伸，背應挺直，最好能對著大鏡子看看自己的姿勢，背部是否彎曲或傾斜。

**(2) 膝回轉**

先站好，把小腿與兩腳分開，膝蓋以上腿的部分併攏，兩手掌放在膝蓋上（圖

38），膝蓋順時鐘方向旋轉三十次，再由反方向旋轉三十次。不必太注意姿勢，以普通法呼吸，只要膝蓋旋轉就可以。

### (3) 趾端踏地

本姿勢與練氣功的踮腳略同，只是要稍微像練武功一樣。這是一種休息的姿勢。

先做基本功的姿勢，右腳向前踏出二十公分，腳尖著地，身體重心完全放在腳尖上。本姿勢的要領是身體略向前屈，重量都放在這隻腳上，然後保持這種姿勢，以腳用力踏著地面（圖39）。

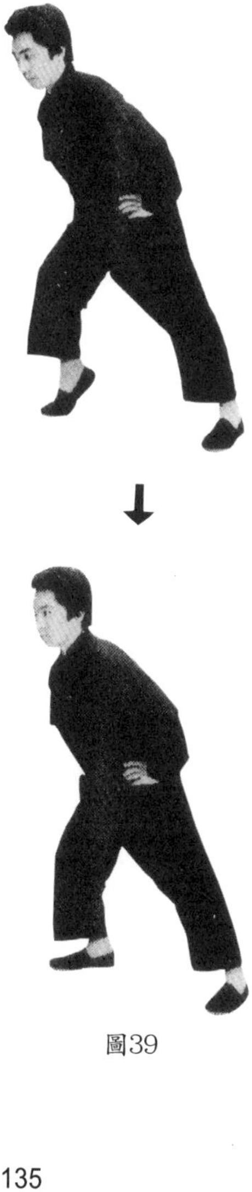

圖39

呼吸要配合動作，腳底貼地時吐氣，離地時吸氣，次數各為三十次，共計六十次。

【注意】做練氣功的踮腳時，重心不必放在腳上，做本動作時，身體的重心必須完全放在腳上。

## ●穩定馬步姿勢的準備練法

### (4) 壓　腿

正式名稱為雙人壓腿，兩個人一起練。本書以單獨練為主，因此介紹單人做的動作。

先準備一個比小腿稍微高一點的窗戶或桌子，右腳放在上面，左腳挺直站立，維持這種姿勢，兩手放在腳尖上，身體向前彎曲（圖40）。

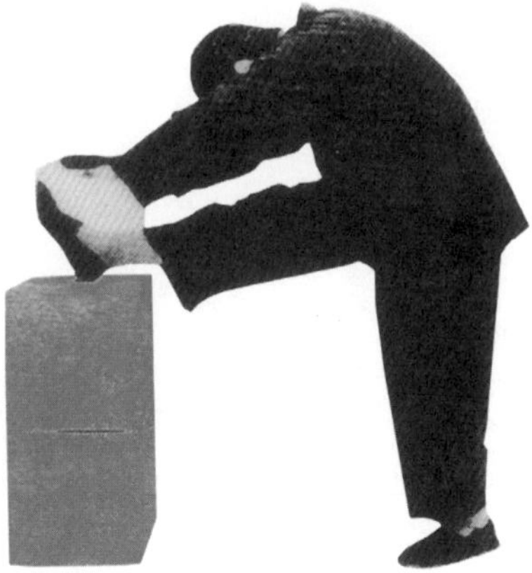

圖40

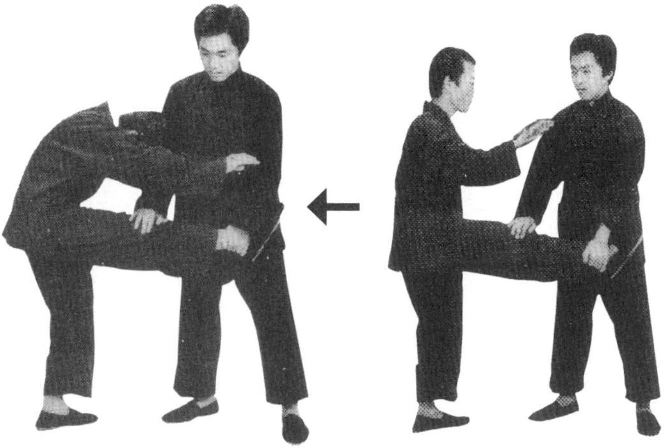

圖41

本動作必須配合呼吸，吐氣時向前屈，吸氣時恢復原來的姿勢。次數是向前屈為一次，共計三十次，做完右腳，換左腳做三十次。

【注意】身體僵硬者，向前屈時，放在桌上的腳，膝蓋不可彎曲，必須伸直，身體向前彎曲。

為了參考起見，附帶說明兩人一起練的壓腿。一個人用手握前屈者的腳，一隻手壓著他的膝蓋，不使腿彎曲（圖41）。

**(5) 獨立步**

這是用單腳站立的鍛鍊，手的姿勢可分三種。

第一種是拳勢，以右腳為軸站立，右

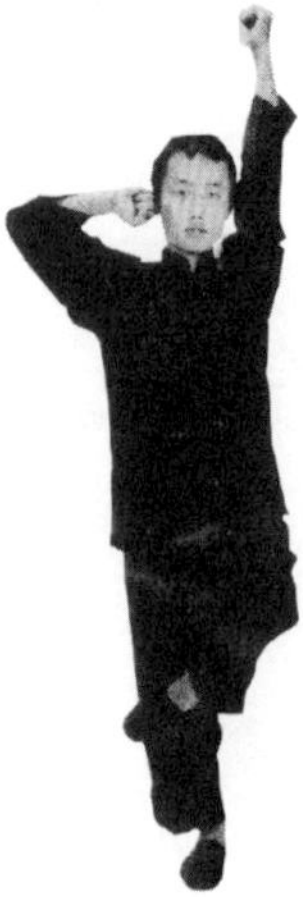
圖42

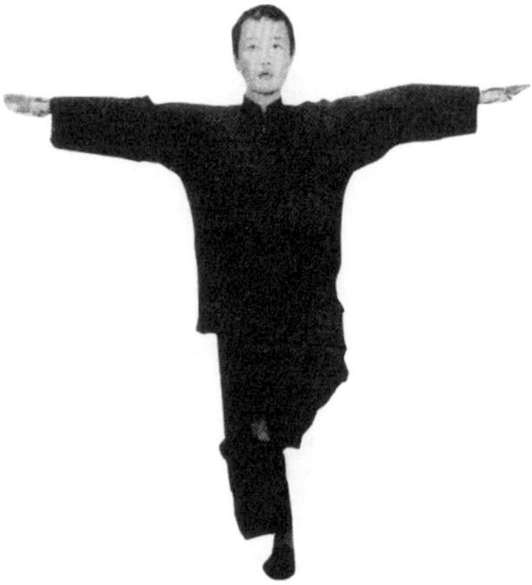
圖43

手握拳放在耳邊，左手握拳向上舉起，這是練習拳法時常用的拳勢（圖42）。

第二種是水平（勢），單腳站立，兩手水平伸直，手掌向下（圖43）。

第三種是垂直（勢），也是單腳站立，兩手不握拳，向上舉起（圖44）。

正式練習時，左右腳輪流各做三十次，一個人練時，可按自己的意思，先做那一隻腳都行，每隻腳各做六十次，共計一二〇次。

【注意】練獨立步時，提起的腳，要放在另一隻腳前。練拳勢與垂直時，上舉的手必須完全伸直，要領是手臂完全貼在耳上。

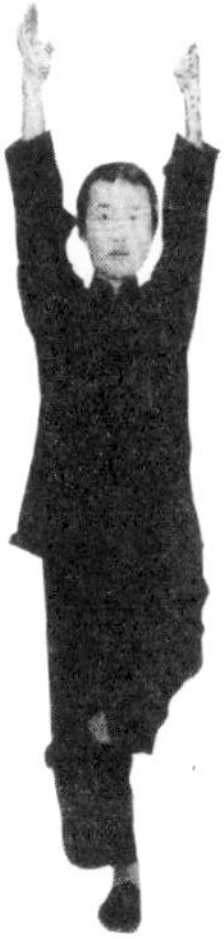

圖44

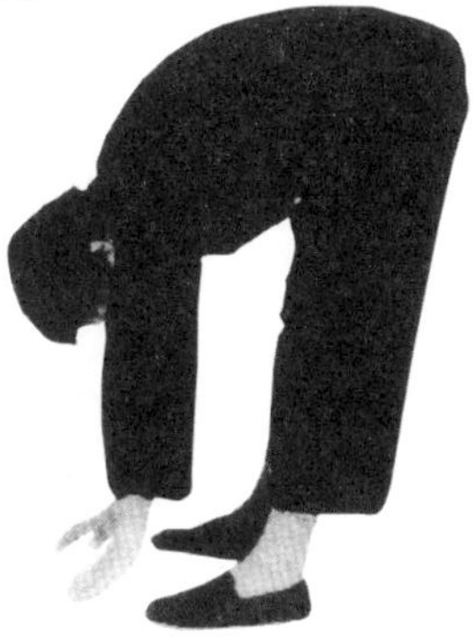

圖45

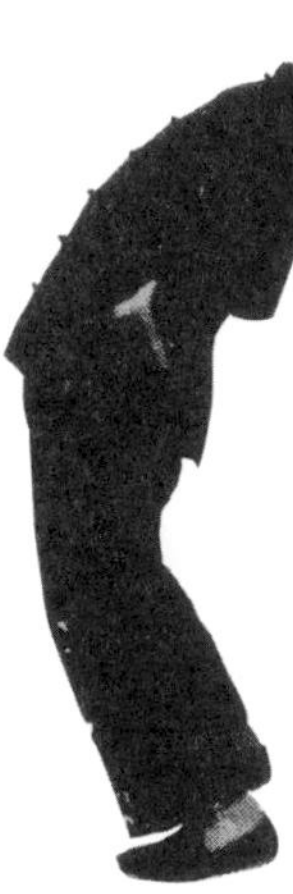

圖46

### (6) 彎腰、彎背合式

這是先向前屈，然後向後仰的氣功法。先直立站好，向前彎曲，兩手著地，這時要吐氣（圖45）。

然後一面吸氣，一面抬起身體，兩手插腰，上身向後仰，要領是用眼睛看後面的景色，腰部以上儘量往後仰（圖46）。

次數是前屈與後仰計一次，共做三十次。

### (7) 彎背不動式

這是只做(6)後仰的動作。

作法與前項的後仰相同，但是要以這種姿勢，保持一定的時間。這種練法必須用腳尖站立支持全身，而且向後的仰度，

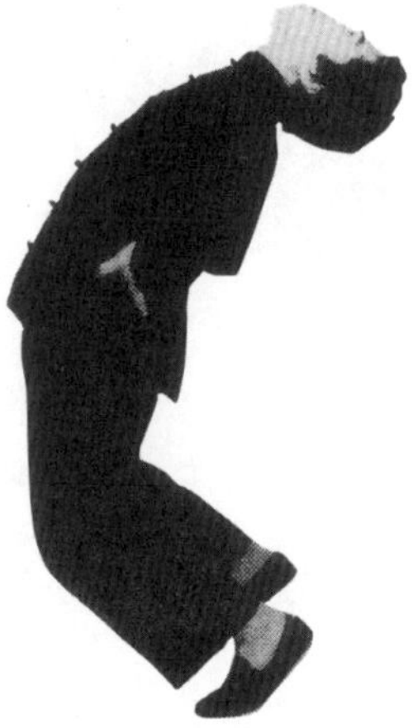

圖47

要比彎背的後仰更彎，以一分鐘為限或更久，做六十次（圖47）。

【注意】做完之後比開始更要注意，六十次做完之後，要恢復原來的姿勢時，因為脊椎骨受到後仰很大的力量，現在立刻放鬆，會傷害到韌帶與肌肉，所以要儘量慢，儘量小心地恢復原來的姿勢。

## ●動功的基本姿勢——馬步的正確法

以上各種動作，都是動工的基本馬步的準備動作，由此開始，才正式進入馬步的訓練。

### (8) 馬　步

兩腳張開與肩膀同寬或稍微寬一點，兩腳平行站立，兩手前伸，好像抱著一個直徑一公尺的大球一樣，兩手指交叉，手掌向前方。

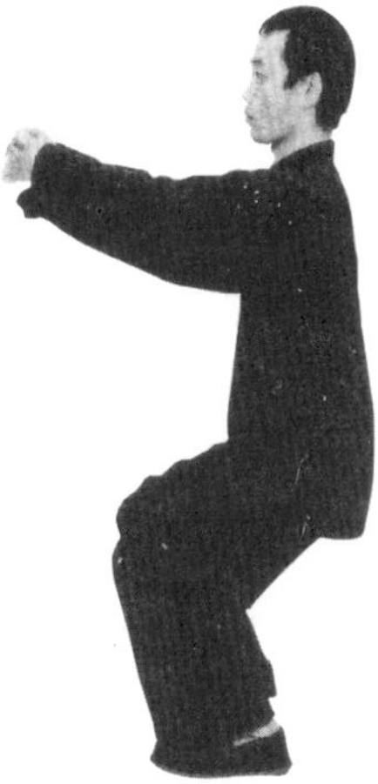

馬步是動功的基本，是很重要的姿勢，尤其是初學者，很難做出正確的姿勢，必須請他人來糾正。

圖48

以這種姿勢做沉腰，上身要挺直，絕不可彎曲，沉腰要沉到最低的姿勢，以這種姿勢，靜靜地呼吸一分鐘，或用很慢的速度數到六十為止（圖48）。

數完之後，恢復原來的姿勢，然後做(1)腳屈伸、(2)膝回轉、(3)趾端踏地等動作，來調整腳步氣血的流通，再做馬步的姿勢。

如此連續做三次馬步，習慣之後，時間要延長為二分鐘，或數一二〇次。如果馬步姿勢，一次可以維持四、五分鐘，便已練成上等的功夫。

初學者可以按下列的方法做正確的馬步。

先把背部輕輕地靠著牆壁，背部不要離開牆面，慢慢沉腰，這時慢慢地沉到無法沉下為止，就是馬步的姿勢（圖49）。如果用背部靠緊牆來練，效果減半，只能輕輕地碰著牆面而已。

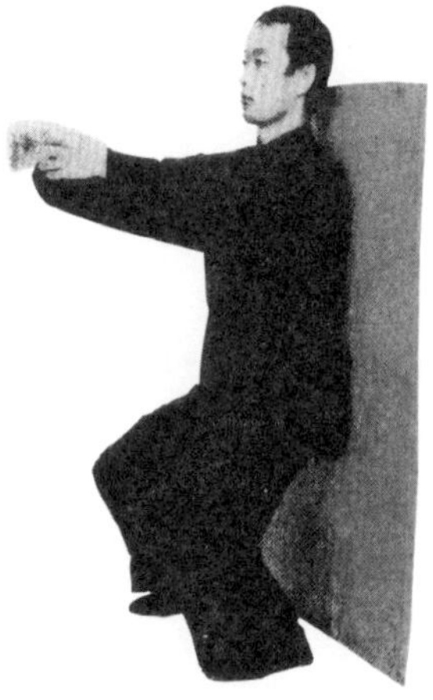

圖49

確實做到之後，可以到戶外，準備一根直徑一公分，長一・八公尺的竹子（或木棒），插入地中（深五公分）把背靠著竹子，但竹子不可以動，再慢慢地做沉腰。

以這種姿勢，儘量沉到最低程度，再開始數數，能做到這種程度，才是正確的馬步姿勢。

【注意】做馬步時，必需注意下列事項：

①是上身要保持挺直。練馬步時大概有八、九成的人，身體都會略向前傾，或者腹部突出，或是臀部向後突出，這種姿勢會消耗蓄積的氣力，必須像坐在一張看不見的椅子上一樣，背部一定要挺直。

②是以練武者比較多，腳如果踩成外八字的馬步，則兩腳會失去力量，無法強化氣力，所以兩腳絕對要平行。

③是身體僵硬者，尤其是腳的肌肉沒有彈性的人，所做的馬步，可能只沉腰

到某種程度，由於腳僵硬而無法再沉下去。為了矯正這種動作，必須做(1)～(7)的準備動作，徹底使兩腳柔軟。

## (9) 馬步功

馬步完全練會了，就以這種姿勢來練習走路。以馬步的姿勢向前走，就叫做馬步行。

做法，先練馬步，做完仍然維持這種姿勢，再稍微沉腰，右腳（左撇子用左腳）慢慢前進三十～四十公分。

這時應該注意，全身的重量都放在左腳上，右腳沒有力量，才能向前移動，當然與馬步一樣，身體不可前屈、腰或臀部不可凸出來，才能用右腳前進（圖50）。

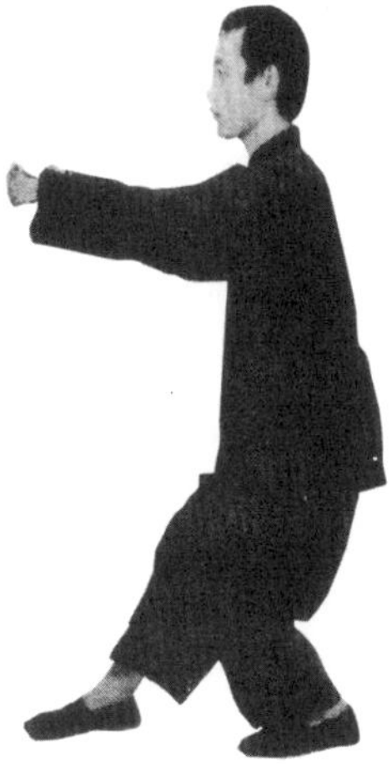

圖50

右腳向前移動之後，重心放在右腳上，稍微做馬步的姿勢，然後留在後面的左腳，不要用力，慢慢地往前移動，由右

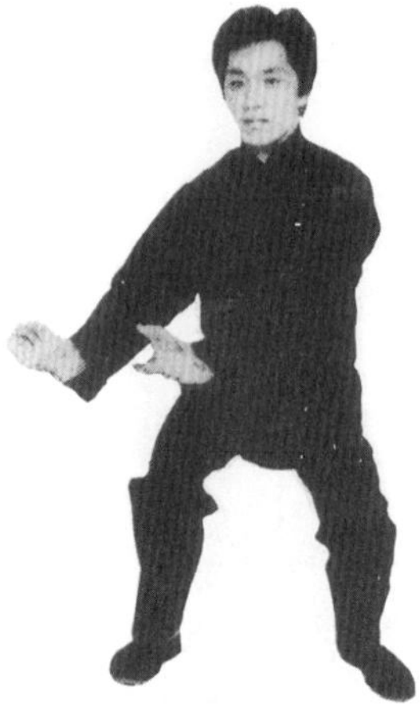

圖51

腳旁跨過去，再跨向前方，如此走六十～一百公尺。

### (10) 馬步旋腕

這是用馬步的姿勢，來練氣功的旋腕。這種動作，比練氣功的沉腰還要沉，而且要筆直站立，而練氣功的旋腕，以感覺氣為重點。

動功的馬步施腕，以培養氣的力量為主，一定要用盡量沉腰的馬步姿勢。上身伸直，只有兩手上舉時，才能稍微站直。練習時，必須注意這種差別（圖51）。

呼吸隨意配合動作，如果要配合動作，與練氣功的動作一樣，身體直立時吸氣，沉腰時呼氣。

以順時鐘方向做三十次，反時鐘方向做三十次。

第一式練好後，尤其是馬步能夠練到得心應手時，就可以進入第二式。

## ●氣力逐漸增大的動功第二式

動功第二式比第一式更難，所有的動作都是從馬步發展出來的招式，因此在鍛鍊前，必須先做好馬步的姿勢，再做每一個動作。

這時所產生的氣，與強化的程度，馬步不能與其相比，能增加幾倍以上，繼續練三個月之後，氣力與現在完全不同。

### (1)單腳馬步

這是單腳鍛鍊馬步的動作，先站好，然後腳分開，寬度比做馬步要小一點，以肩膀的寬度來看，每邊向內側各靠攏五公分，雙腳保持平行。

維持這種腳型，與馬步一樣慢慢沉腰，等到無法再沉腰時，右腳向前跨出。

重心放在留在原來位置的左腳上，右腳不要用力，用腳跟輕輕著地（圖52）。

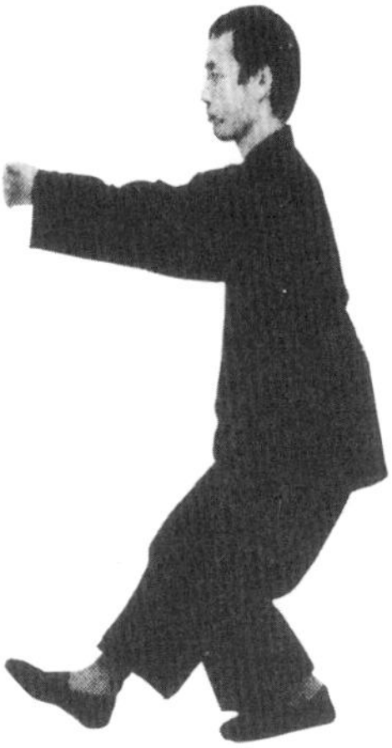

圖52

維持這種姿勢，慢慢數數，數到三十為止，也就是維持這種姿勢三十秒鐘。

右腳數到三十為止，恢復原來的位置，以左腳跨出，重心移到右腳上，也數三十下。

【注意】與馬步一樣，必須注意背部、腹部、臀部的情況。這種姿勢非常吃力，開始往往背部會駝起，或者腹部、臀部凸出來，力量消耗，不但身體無法培養氣力，而且骨骼與肌肉會不正常，對以後的練功，相當困難。

如果覺得很累、很麻煩，可以稍微提高身體，但是姿勢一定要正確，等到習慣之後，再慢慢沉腰下去。

為了知道姿勢是否正確，可以用一面大鏡子來矯正。

(2) **跨虎步**

像單腳馬步一樣跨著，但腳跨的幅度要稍微窄一點，先直立站好，右腳略向前方伸出，腳尖著地，把身體的重心放在左腳上，右腳尖輕輕著地。

左臂橫在胸前，右臂由肘部向上舉，略轉向內側，肘部放在左手上（圖53）。

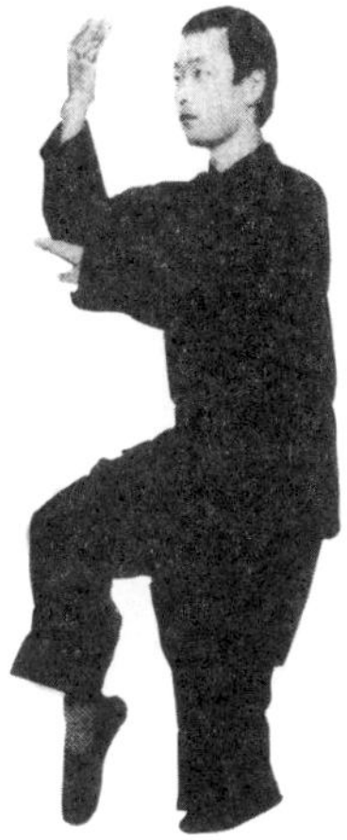

圖53

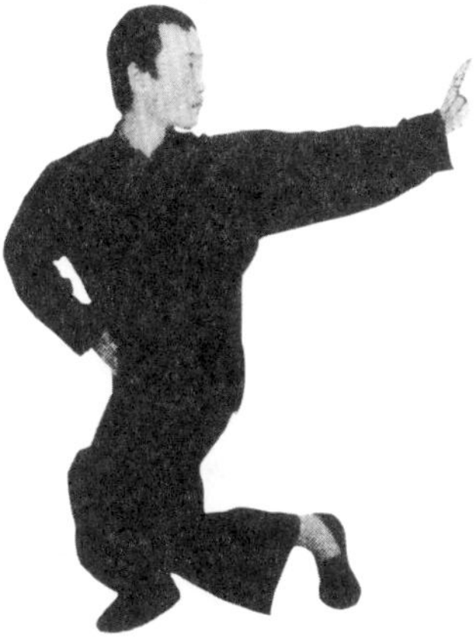

圖54

保持這種姿勢數三十下，也就是保持三十秒鐘。右腳做完跨虎步，再換左腳（重心放在右腳上）跨虎步同樣數三十下。

【注意】與單腳馬步相同。

### (3) 歇　步

站的姿勢與單腳馬步相同，腳的跨度窄一點，然後右腳向左腳後移動，右腳膝關節靠在左腳的腿邊，以這種姿勢，沉腰彎腳。

最後，好像右腳坐在左腳的腿上（圖54）。這種姿勢，也稱為座盤。

這時右手插在右腰，左手向左側方伸直，手掌立起來，臉朝向立起的左手方向，維持這種姿勢，慢慢數三十下，保持這種姿勢三十秒鐘。然後換另一隻腳來做，同樣數三十下。

【注意】做這種姿勢時，腰不可抬高，但是也不要過分沉腰，要做個適中位置，被坐的腳感到很痛苦，是最理想的姿勢。身體必須挺直，與前項的(1)(2)完全相同。

(4) 拉　弓

這是第二式中最容易做的姿勢。因此做好(1)～(3)的人，可以試試閉氣。

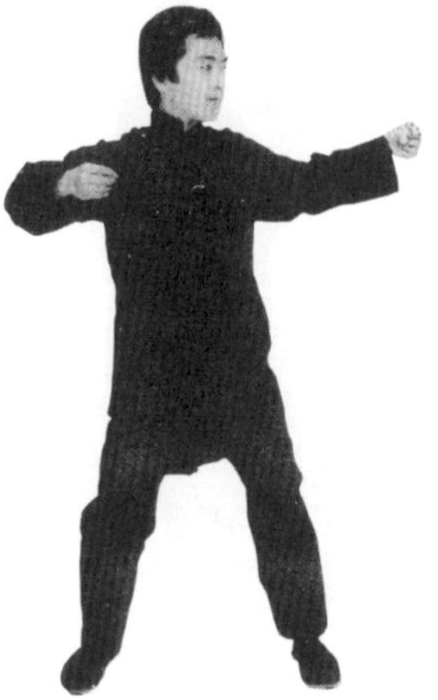

圖55

先做馬步的姿勢，但不必像單腳馬步的跨度那樣窄，然後維持這種姿勢，做出拉弓的姿勢（圖55）。

持續保持這種姿勢做瞬間的吐氣，就像射箭一樣，兩手向後方拉。左邊做三十次以後，換邊做三十次。

【注意】做這種射箭的動作，有許

多人只用手腕做是不對的，雖然手腕有運動，卻無法練氣，必須讓背部的肌肉收縮，兩臂用力往後拉。

### (5) 後轉體

在第二式中比較容易的姿勢。先做馬步姿勢（腳分開的寬度與肩膀同寬），兩手掌向下，向前伸出去，保持這種姿勢，身體向右側方扭轉，右眼看左後方的風景，轉到無法再轉為止（圖56）。

再向左轉。像這樣右、左、右、左交替扭轉，共做六十次。隨意配合呼吸，如果配合呼吸做，轉身時吐氣，還原時吸氣。

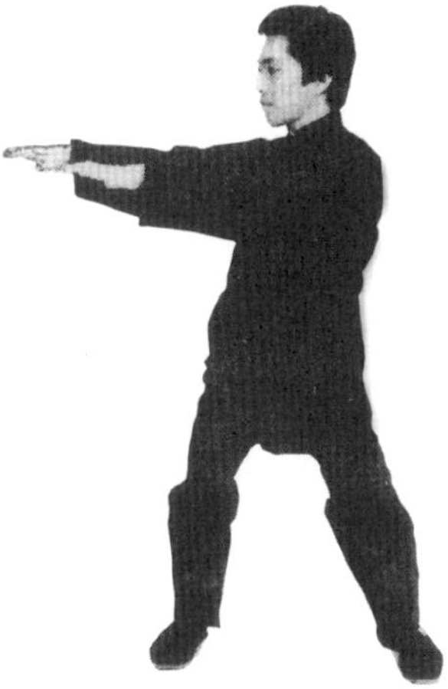

圖56

【注意】許多人轉身時，往往會破壞了馬步的姿勢，一定要注意，兩腳雖然隨著身體扭轉，也會稍微扭轉，但絕不可破壞馬步的姿勢。

扭轉身體時，因為太注意扭轉，身體

往往向上伸或往下落，除了腳以外，身體絕對要保持挺直。

為了防止這種毛病，扭轉身體時兩臂的高度要保持平行。

## (6) 仆　步

像普通一樣站立，左腳向旁邊跨出，腳的跨度，相當於馬步的兩倍。這時身體的重心放在右腳上，身體向右轉，左手掌向下，放在左膝上方，右手掌向上，向右上方伸出（圖57）。

這個動作，身體的重心是放在兩腳上或右腳三分之二，左腳三分之一的程度。慢慢數到三十次，或保持這種姿勢三十秒。重心放在右腳上，做完仆步之後，換腳做仆步，同樣數三十下。

【注意】這個姿勢若腰部過高就沒有效果，過低，會失去力氣，最好的姿勢，就是身體沉到無法再沉下去的高度，唯有這種姿勢才是蓄氣最好的姿勢。

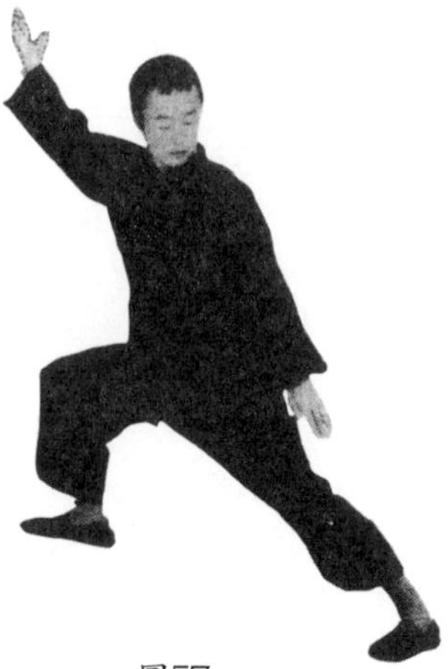

圖57

(7) 抱　膝

與練氣功的抱膝完全相同的姿勢，故說明省略，請參考練氣功的抱膝。可以配合或不配合呼吸。每隻腳最少要做六十次。

以上為動功第二式。除此之外，還有第三式，因為姿勢很困難，不適合單人練習，故省略。

## ●成為鐵人的氣功鍛鍊法

在武術上鍛鍊氣力的人，必須將以前介紹的練氣功、動功等，根據下列的程序，再加以鍛鍊。

氣功的第一式持續練半年，一天連續做四、五小時，然後進入第二式，每天配合第一式練一～三小時。

練習時間的長短，就看感覺氣的程度，感覺不到有氣的人，要做長一點，感覺到有氣的人，可做短些，如此做半年，或一年以上，毫不間斷，就可以練到感覺有相當的氣，而且有強化氣功的效果。

到這種程度，就可進入動功第一式。先練熟馬步，每天不斷地鍛鍊。要完全熟練，每人各有不同，至少要練半年。動功第一式最少要練半年以上，要練到腰可以極端地沉下。做好馬步以後，才可以開始練第二式。

第二式必須練相當長的時間，至少要不斷地練二～三年，手腳必須感覺充實的重量，好像有一種通電的特殊感覺，然後才進入現在要介紹的武功鍛鍊法。練到這種程度，用手去打木頭、石頭等堅硬的東西，便不覺得疼。

為了容易記住，說明如下：

・最初半年——只練氣功第一式，每天練幾小時。
・半年～第一年——練氣功第一式和第二式一～三小時。
・第一年以後——練氣功第一式、第二式一～三小時，動功一～二小時。
・一年半以後——練氣功一～三小時，動功第一、第二式二小時。

以後只練動功二小時，再練武功鍛鍊法。

在介紹「少林功」與「武當功」時就說明過，練武功必須花很長的時間才能練成，否則易傷到身體。沒有人指導而練功的人，尤其應注意這一點，不可傷害到身體。

現在要進入鍛鍊。先由手掌的肌肉產生氣的鍛鍊。

正式練習時，必須準備一個裝粗粒鐵砂的箱子，若不容易準備，不妨以樹木來代替，也可以用砂袋，但是不用重的東西，就無法穩固。

### (1) 利用樹木來鍛鍊氣力

①在公園內，找一棵直徑十~十五公分，表面不粗糙的樹木，然後在齊胸處，包三、四條浴巾，上端與下端用繩子綁好。

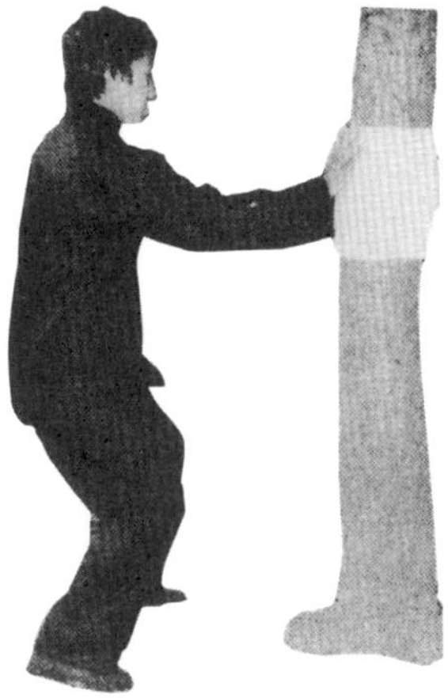
圖58

②然後站在樹的前面，略為沉腰，做短式呼吸，以練氣功的捏球要領，兩手掌做有節奏的運動，而且要感覺有氣的產生。

③感覺有充分的氣產生之後，如圖58的姿勢，以右掌輕輕打擊包浴巾的部位，

開始時配合短式呼吸的節奏，輕輕地快速打擊。

④隨著手掌的發氣，慢慢地打重一點，不感覺樹的硬度時，再慢慢加強打擊。

等打到樹有抵抗的感覺，或手掌有點痛時，可打輕一點，然後再停下來，絕不可像其他武功一樣，明知道會痛，還忍著去打。

⑤一隻手掌練完之後，再換手練。

⑥然後輕輕握拳，或用手的側面（又稱手刀）來打樹，其要領是開始輕輕握拳，在打樹的一剎那，肌肉要突然緊張起來，同時要意識到手掌會發出氣，並想像氣已深入木頭內部。

⑦與手掌打擊一樣，打到不感覺樹的硬度時，就要慢慢增加力量，等感到樹有抵抗的感覺時，再輕輕地打。總之，打的強度，必須配合手所發出的氣的強度，不可隨便亂打。

⑧開始練習，要離樹十～二十公分，以後慢慢把手掌或手刀接近樹木來打。

如此練氣，到最後，每打一次，便能使樹木振動。最後，在離幾公分或一公分的地方，即可使樹木震動。

⑨細的樹木可以振動時，再換粗一點的樹來練習，開始用手碰到樹來練，使樹震動。

也可以在大建築物的外牆，或表面平滑的大石頭，用同樣的方法來打。打石頭時，手可以接近它，不斷地練習，發出聲音來。

【注意】一般練習氣功法，並不像練空手道一樣，用拳來打木頭等硬物，其理由是怕拳失去彈性，而影響到發氣。

以上的鍛鍊做好之後，才開始鍛鍊以下兩種輔助法。

## (2) 運氣到手指的鍛鍊

①先準備二個大花瓶，或醃菜用的陶甕，如果沒有這些東西，也要找一個五根手指頭能抓住的花瓶或甕，裡面放二～三公升的水。

②裝了水之後，放在兩脇邊，一面動手指頭，做短式呼吸，使手指頭上充滿氣，然後在瓶口，用五根手指抓起，兩手各抓一個，一起提起來（如圖59）。

這時，並不是用肌肉的力量提起來，而是運氣提起來，不可勉強用力，就在

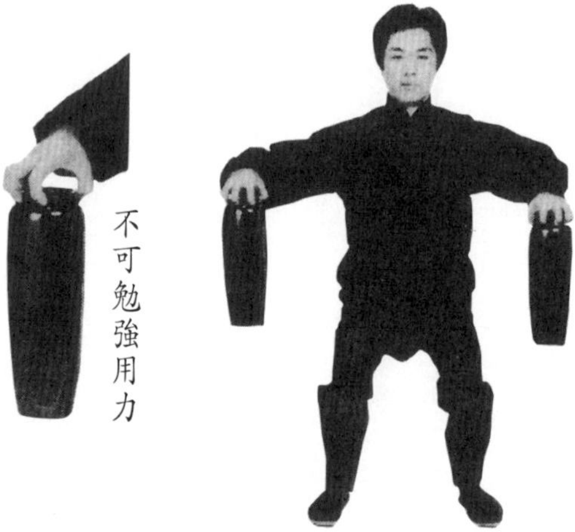


圖59

吸氣時提上來。

這種感覺，練過之後就會了解，並不是用力提起來，而是配合呼吸所產生的獨特的氣力來提的。

總之，由這種氣力提起來，絕對不會覺得重。

③花長時間，把裝了水的瓶子或甕提上、放下，每遍連續做幾十次，然後再在瓶內裝砂，做同樣的鍛鍊。

問題在於鍛鍊的具體次數，如果沒有產生氣，就毫無意義，無法決定做幾次。和前面所談的打樹一樣，一直要練到感覺有氣產生，等到沒有氣產生，感覺很重時，就可以停下來。

### (3) 運氣全運氣到手臂上的鍛鍊

如果只由手掌出氣，即使很強，但是手臂的肌肉無法運氣，不論如何鍛鍊，由關節起都會造成傷害，而且運氣愈強，傷害愈大。

為了預防這種傷害，必須先鍛鍊兩臂的肌肉。

**①伏地挺身**　開始時做一般的伏地挺身就可以，並不只手臂一上一下，而是要配合的動作，做短式呼吸。手臂彎曲時吐氣，伸直時吸氣。

連續做五十～一百次，然後握拳做伏地挺身，最後用五根手指做伏地挺身，可以數數，當然也可以不數。

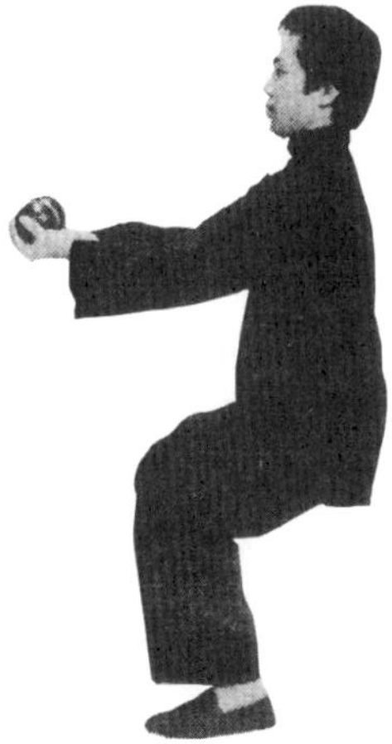
圖60

**②鐵球上下**　準備兩個拿得住的鐵球，每隻手各拿一個，配合長式呼吸，彎曲膝蓋三十～五十次（如圖60）。

做的時候，手掌運氣，剛開始手上會感覺重，只能稍微地上下，等到可以運出氣來時，就不覺得重，上下的幅度，會愈做愈大。膝蓋屈伸時，要運氣，不能勉強用力。

次數與⑵相同，運出氣來為止。連續做若干次，覺得球很重時才停止。

## ●能全身運氣即為超能力的鐵人

練到這裡，可以感覺運氣與發氣。過去都是以手掌來鍛鍊運氣，現在要擴展到全身，鍛鍊出鐵人一般的肉體。

### (4) 練成鐵人

①先做馬步的姿勢，兩手臂略向前伸，然後由手發氣，發氣之後，配合短式呼吸，做捏球的動作，然後運氣，把氣運轉全身。

②感覺全身都能運氣時，然後用打樹及打石壁所練的，已經強化的手掌或拳的側面，來打自己的腹部（如圖61）。

打的動作與被打的腹部，都要配合短

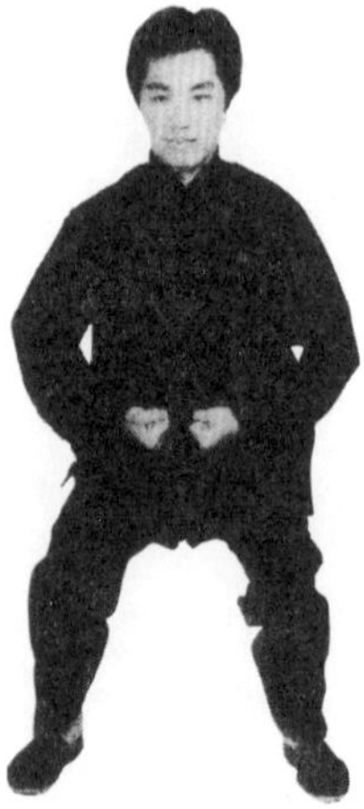

圖61

式呼吸，開始要輕輕地打，等到氣愈出愈強時，就要愈打愈重。

打的方法，手掌打下腹兩側的剎那間要運氣（很強地吐氣），使肌肉緊張。這種鍛鍊，不是用一隻手，要兩手一起打。

③練慣之後，配合長式呼吸，稍微離開一點，狠心地向下腹打下去。手打到下腹部時，腹部的表面會發出聲音，或是「碰」的聲音，這樣都不好，這是用力打的證據，如果在下腹部不覺得有個重東西在裡面，就做得不對。

要知道這種感覺，必須先做馬步，由手掌發氣，狠命地打自己的腿，先除去手上的力量，才會有稍微重的感覺，這時就可以知道氣已經在體內了。

④開始做這種鍛鍊時，肚子會發痛，如果被打的腹部與手的動作能配合，就不會再痛。練到這種程度，就可以用手掌打上腹部。

⑤能夠打上腹部之後，再用同樣的方法打胸部。但是打胸部時，必須停止呼吸，如果呼吸，可能使氣堵住，或是打嗝。

⑥這種鍛鍊結束之後，用布包石頭來鍛鍊，以後用鐵球或大鐵錘來打，甚至用更硬的東西來打。

當然，要練到用鐵錘打自己的身體，必須經過若干階段，必須有耐心，不斷地鍛鍊，努力不懈的結果，即成為鐵人。

## ●人的意識與氣結合，才能發揮超能力作用

把前面介紹的鍛鍊法，充分練好之後，再進一步練習運氣，彎曲鐵棒，打碎石頭。

當然要達到這種程度，必須花相當的時日，而且要比別人更努力，此外，還要與師父學習某種程度的訣竅。有些功夫都是出於秘傳，由師父傳給弟子，有獨特的方法。這些秘傳，都是不出門外的居多，因此，要了解這些功夫的全貌，實在不大容易。

秘傳的功夫，雖然不多，如少林寺所傳的「少林七十二藝」，也有向外傳授的，不過只是一些小部分而已。

例如「百步神拳」的鍛鍊，必須站在井邊，以井為目標，不斷出拳。當然，如果用一般的力量出拳，不論是多大的大力士，也無法使深井的水面起漣漪，還

得運氣出拳才行。

像這種功夫，必須長年鍛鍊，才能使水面起漣漪，甚至使水面起很大的波動。能夠練到這種程度，就可能把距離百步之外的人擊倒。

除此之外，站在一段距離，以手指運氣，來滅蠟燭的火焰，就是「一指禪」。還有在腳上掛著重物，站在很深的洞內，不用手，只憑氣功跳出來，就是「超距功」。這些氣功，也許令人不可置信，但確實都是由七十二藝中培養出來的。

學會少林七十二藝，就可以成為超人。

很有趣的就是，看了這些氣功超人的記載之後，好像這些功夫，並不僅僅鍛鍊身體就可學到，還要刻苦地鍛鍊肉體，練到某種程度，才能成為超人，但是要更上一層樓就有界限。

要想突破這種界限，要用精神力量冥想。一般冥想的修行是內功，光是冥想不會產生強烈的氣功。

拼命學前面所介紹的外功，再進一步練內功，集中意識，則更能練得好。

例如少林拳的高手之一「一貫禪師」，據說是配合內功與外功而成為大拳法家。這位禪師本來身體很虛弱，還不及常人，進入少林寺，還是很虛弱，其他和尚都瞧不起他，因此，他在深夜，除了練外功之外，還做精神上的修行，不到半年，就可發揮很大的力量。

一貫禪師最拿手的就是一指禪，深夜坐在禪堂，對著一根蠟燭的火光，不斷地以一根指頭練習滅火的功夫，最後終於練成。

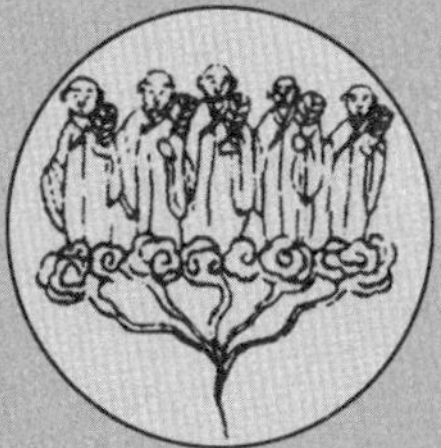

# 第三章

# 氣功的應用練法

# 1. 兩人對練的氣功法

過去所介紹的都是一個人的練功法，練氣功也有兩個人對練的，但缺點是必須找到相當的對手，兩人對練所產生的氣，比一個人練時大，而且效果也大。

兩人對練有對人粘勁、對掌（與太極拳的對掌一樣）和跳舞功等三種。

## (1) 對人粘勁

①兩人面對面，以基本功的姿勢站好，距離是手臂略曲，彼此手腕可以相碰的程度。

②彼此伸直手臂，以自己右手腕的外側，與對手左手腕的內側接觸，左手腕的外側，與對手右手腕的內側接觸，先由自己這一方面以順時鐘方向轉動，配合手的轉動，腰部也要上下轉動（圖62），最少做三十～六十次。然後再按反方向同樣轉動，次數一樣。

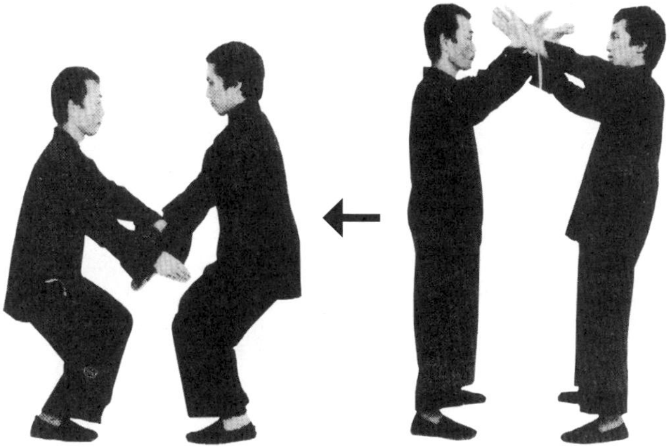

圖62

③這個動作練習的目的，在於讓手腕的氣彼此粘住，因此，不可只轉動，雙方必須粘來粘去，決不可使對方的手腕離開，並配合短式呼吸，手向著對方時吐氣。

【注意】做這個動作時，雙方整個手臂都不可用力，必須好好地粘在一起，而且要配合對方手的轉動而轉動。

要領是隨著對方的呼吸，配合自己的呼吸，並配合呼吸的節奏來轉動手。

## (2) 對　掌

①兩人相對而立，各將一邊的腳邁出二十～三十公分。

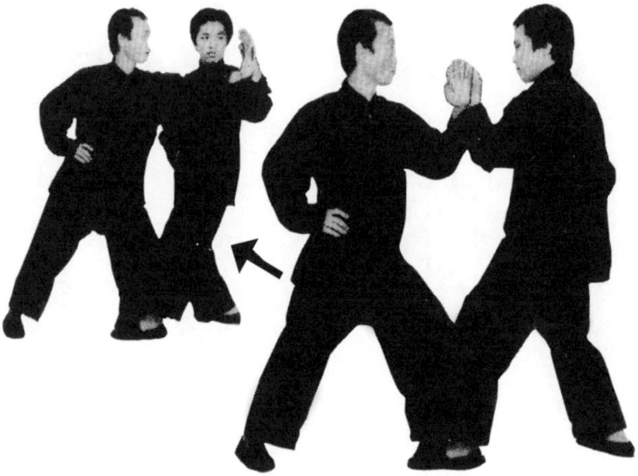

圖63

②如圖63的姿勢，A的手掌向對方的臉部攻擊過去。

③B以手腕、手臂來接對方的手掌，把手腕轉過來，向自己的後方順勢化解對方的攻擊。

④順勢推過之後，用手掌向對方的臉攻過去。

⑤把A的手腕轉過去，向後方化解對方的攻勢。

⑥無論用手掌攻擊或化解對方的攻勢，絕不可離開對方的手。雙方的手必須粘在一起，手轉動時，腰部也要隨著轉動，繼續下去。

⑦次數沒有限定，但是最少要做四

十～六十次，可以配合長式呼吸，手向對方攻擊時吐氣，收回時要吸氣，以開始的姿勢做若干次之後，彼此再改變相反的姿勢來對練。

【注意】這種練習必須特別注意手與臂用力的方法。開始練習的人，手上都會用力，好像彼此互推一樣，雙方愈做愈累，如果練了二十～三十次，有人感到很累，就表示用力過度，必須消除力量之後，才可繼續練。

## (3) 跳舞功

①兩人照基本功的姿勢面對面站好後，除去全身的力量，手臂絕對不可用力，配合短式呼吸，隨著節奏輕輕地跳動，跳的方法，是兩腳交互輕輕地踩著地面。

②兩人互相拉著手，配合呼吸的節奏，按①的要領在地上跳動，這時雙方的手要緊握著（圖64），否則馬上就會加快跳動的節奏。

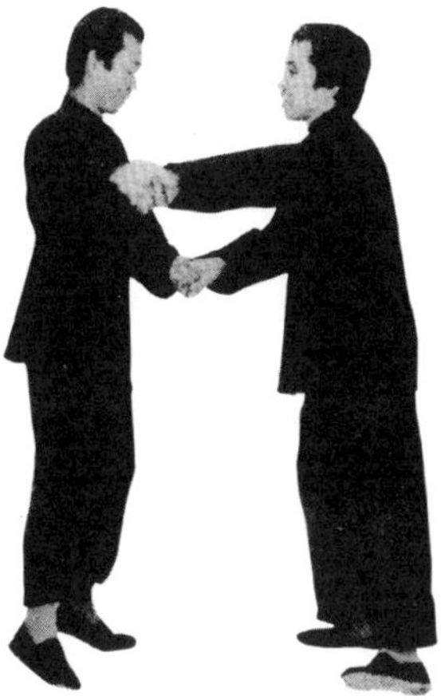

圖64

行了。

③只要不隨便用力，會比一個人練時所產生的氣要快，這時任由身體跳動就做到這種程度時，可以用意識加以控制，慢慢停下來，時間沒有限制，也可以一個人有節奏地跳動。

以上是練氣功第一式，第二式的基本練法，必須照所說的注意事項，不斷地鍛鍊，確實練好之後，就可以進入練氣功的應用。

## 2. 兩人同時進行的氣的感覺化及吸取、發射技巧

產生氣的感覺之後，就必須愈來愈加強它。因為是否能以氣發揮超能力，完全要視氣的強度如何而定。

初步的氣的強化法，分為使用內功的方法、使用外功的方法，以及從外部攝取（吸取）的方法三種。

內功的方法，是指靜靜地坐著，以呼吸及集中意識產生氣的方法，可以說是

仙道式的方法。

外功的方法，則是所謂體操式的氣功法，在前所列舉的練氣法及動功，便是屬於這種方法。

關於前面的兩種方法，已在前敘述過了，現在僅介紹第三種方法，也就是從外部吸取氣的技巧。這種方法，分為以人為對象、以樹木等植物為對象、以熱源及電線類為對象等三種，有各種不同的方法。

以階段來說，是從僅感覺到氣而吸取的階段開始，直到將吸取的氣在體內循環一周的階段為止，分為若干階段。

無論如何，必須一項一項學會、熟練，所以從簡單的開始，按照順序說明愈來愈困難的技巧。首先是最簡單的，以人為對象的使氣感覺化的技巧。

## ●兩人同時進行的使氣感覺化的技巧

只看標題便可知道，這種技巧需有一個對象。當然，這個對象並非任何人都可以，最好是感受性有相當敏銳度的人，或對這方面多少有素養的人。如果無論如何就是找不到適當的人選，那麼只要將此項當作參考即可，接著做下一項的「以樹木為對象的使氣感覺化的訓練」。

現在，假定你已找到了能配合的對象，來敘述具體的技巧。

①彼此面對面，然後充分摩擦手掌。接著，將自己的手掌按在對方的手臂或面頰上，這樣試試看是否已經熱到讓對方跳起來的程度。如果對方有像被電熨斗熨過般的感覺，就繼續進行第②項。否則，就必須很有耐性地摩擦手掌數次，直到能產生充分的熱氣為止。

②使變熱的手掌離開對方的手掌五～十公分，兩人仍相對著。然後慢慢接近，又分開來。或是向上下、左右來回擺動（圖65）。此時，用雙手進行也可以，只用一隻手進行也可以。

③如果這樣做兩人都產生了氣的感覺，接著其中的一人使自己的雙掌相對，距離大約十公分。這樣做之後，另外一人便以一隻手切斷此人雙手手掌間的空隙（圖66）。

這樣做的時候，雙手相對的人應該能清楚地感覺到自己氣的磁場被遮擋住

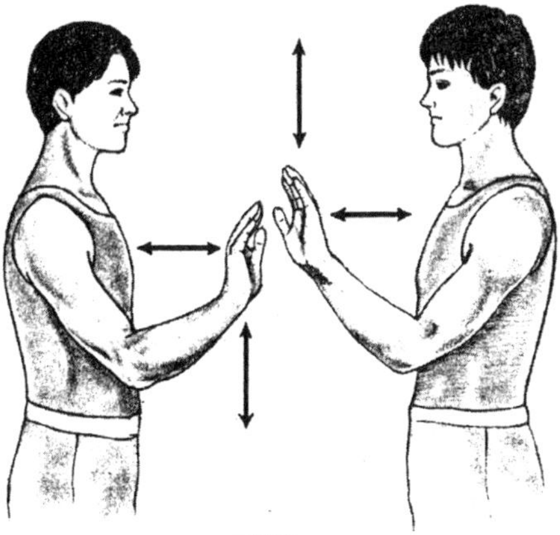

圖65

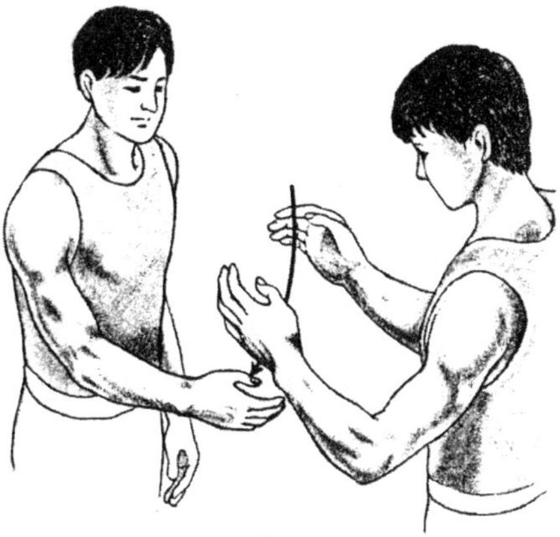

圖66

了。而且以手掌像刀子般切過去的人，也會很清楚地感覺到，自己切斷了對方雙掌之間空隙的微妙感覺。剛開始時，兩人都以張開眼睛的狀態進行。

等做習慣之後，雙手手掌相對的那人，就將眼睛閉起，然後，當感覺到自己雙掌氣的磁場被遮擋時，便立刻告訴以手掌切過去的，這樣再重複練習下去。

【注意】這種切開雙手間氣的磁場的感覺，很不可思議的是，多半不是在手刀通過時，而是當手刀通過被切的人後，不久才會產生那種感覺。關於這點，切過去的人及被切的人都是一樣，這點希望各位牢牢記住。否則就會覺得即使做了多久也無法產生那種感覺。

## ●兩人同時進行的吸取、發射氣的技巧

等到熟練了兩人同時進行的使氣感覺化的技巧之後，接著便要學習吸取氣、發射氣的方法。

①決定實驗者及被實驗者。決定之後，被實驗者便將手掌朝上，伸出手臂。實驗者則將自己的手掌和被實驗者的手掌相對，彼此手掌之間的距離，以三〜七公分左右最為適當，而且要使彼此手掌的中央相對（圖67）。

②實驗者開始時應以意識將被實驗者的氣向自己的手掌吸引過來。此時，並不是以意念去做，而是要用眼睛的轉動（視線），從對方的手臂附近，經由雙方相對著的手掌一直到自己的手臂，將那種感覺吸引過來。

③將自己的氣傳送給對方看看。實驗者從自己的手掌發出氣，將自己的氣送入對方的手掌。而此時僅需以意念進行，不需使用眼睛的轉動（視線），從自己的手臂往下↓相對的手掌↓對手的手臂（約到手肘為止），這樣讓那種感覺通過。

④另外，為了確定是否真正做到上述的動作，需問對方當時的感覺如何。

如果，被實驗者回答確實有自己的氣從手掌被取走的感覺，實驗便成功了。

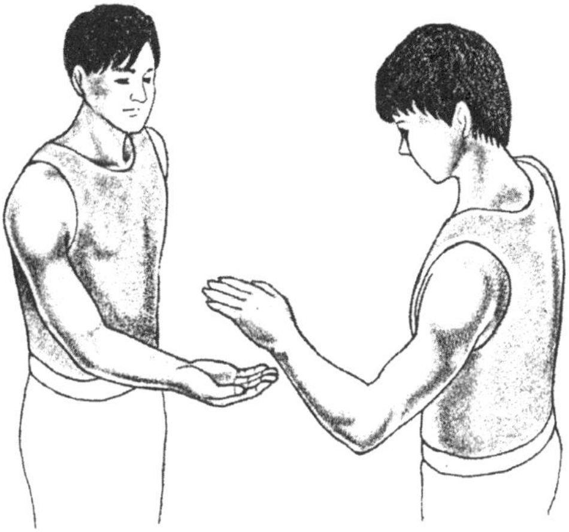

圖67

沒有那種感覺時，接著便問是否有如下的感覺。

①實驗者從被實驗者吸取氣的情形，此時，被實驗者的手會有冰涼的感覺居多。相反地，當實驗者送出氣時，被實驗者的手掌會變熱。兩者會有這樣的差異。

②如果連那種感覺都沒有時，便問他氣被吸取和將氣送入時，有沒有些微的

差異。如果被實驗者回答有不同的感覺，雖然反應稍微弱一點，不過還是可以算是成功的。

③如果這兩種感覺都沒有時，被實驗者所感覺到的氣的吸取，只不過是意念的產物而已，所以必須注意。有時，也有必要進一步訓練手掌便能進行的使氣感覺化的技巧。

這些都進行完之後，接著就要開始進行下一項的「以樹木為對象使氣感覺化的技巧」，或其中級技巧，亦即第五章的「吸取氣在體內循環並加以控制」的技巧。

## 3. 以樹木為對象使氣感覺化的技巧

已經訓練完以人為對象的技巧之後，或很不幸地找不到合適對象的人，就要開始這種技巧。

在進行這種訓練時，既然以樹木為對象，則理所當然地必須確知那種樹木的好或壞。否則不僅不會產生任何效果，說不定反而引起不良的結果。

那麼，究竟什麼樣的樹木才是好的呢？現在就來說明。

## ●吸取氣時所使用樹木的好壞

①最好的便是初夏時鮮艷、茂盛的樹木。這類的樹木最有效果。當然，不高的樹木也可以，約到我們胸部的高度，卻非常茂盛的灌木（比較低矮的樹木）也無妨。

②像松樹、枸骨樹一類的常綠喬木。尤其是像松樹那樣葉子尖尖而重疊好幾層的樹木最適合不過。在這樣的地方進行使氣的感覺化的訓練，會彼此加強對方的氣，成為彷彿強烈磁場一般的感覺。

③是在盛開的花叢旁邊，不過，花叢和普通的樹木不同，它會發射出類似動物感情的氣（由於荷爾蒙的關係），因此，神經衰弱或神經過敏的人（這種人的氣會被破壞）最好不要去做。

④是和季節完全無關終年常綠的樹木。不管哪一種都可以。

⑤相對地，最好能避免的是，遭遇到排出來的廢氣而已經枯萎的樹木，或冬天已落葉的樹木。在中國大陸，夾竹桃被認為是不好的樹木。除此之外，在訓練時不太有氣的感覺的樹木，也最好能避免。在這樣的樹木旁邊，儘管多麼努力於吸取氣，也無法期待太好的效果。

## ●感覺樹木的氣並加以吸取的技巧

①這和前面以人為對象時的技巧一樣，需由充分摩擦手掌開始。

②充分摩擦手掌之後，便以自己的雙掌去接近目標的那一株樹，去感覺從樹木所發出的氣。等到有那種感覺之後，對著那株樹的各處移動你的雙手，去尋找感覺氣最強的地方（根據經驗，似乎葉子附近的氣特別強烈）。

【注意】初學的人，因為對氣的感覺還不夠敏銳，所以移動手掌時應緩慢地移動。

③如果找到氣最強的地方，便將手掌放下。然後，以手掌去接近樹木，最後移開手掌，使氣的感覺變得更加清楚。或者，只是輕輕地移動著手指，這樣去訓

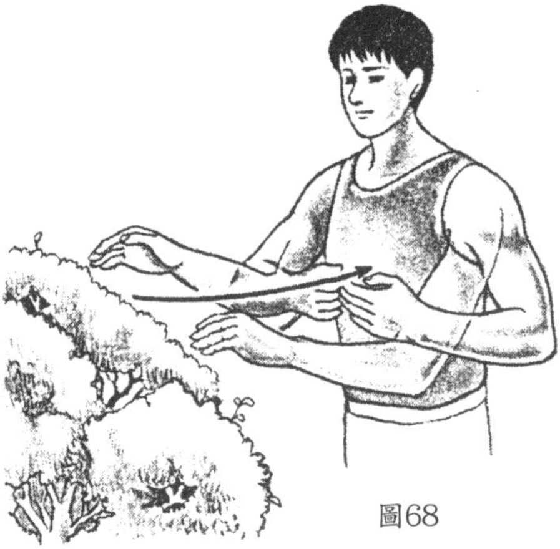

圖68

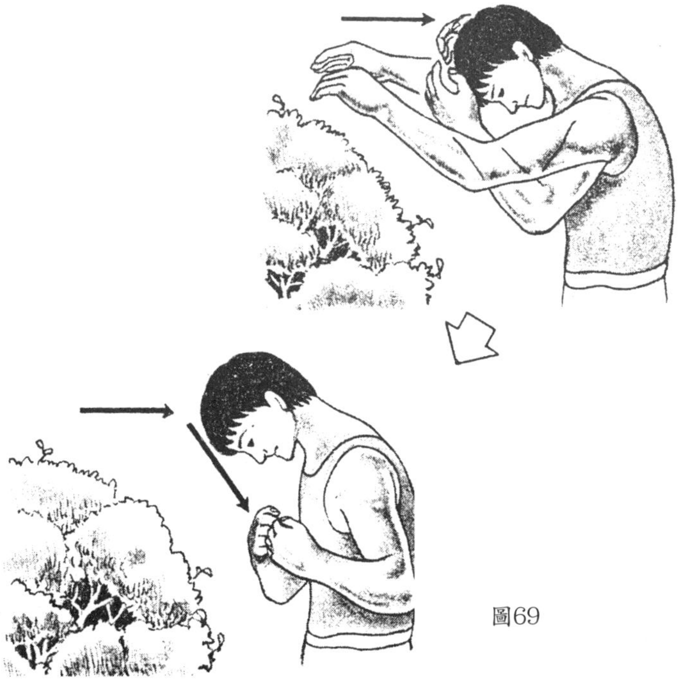

圖69

練獲得那種感覺也是一種方法。

④如此繼續進行下去，氣的感覺會愈來愈強烈，因此，接著以雙手的手掌將氣拉引到自己的胸前。然後，將它逐一引進到胸口附近（圖68）。或者，伸出頭將氣拉引過來，然後以雙手的手掌將氣引入身體（圖69）。

在此階段，不需有氣具體地在體內流動的感覺。

【注意】手在下腹附近稍微施力，將手掌緩慢地移動著，否則便很難將氣拉引過來。

⑤此時，如果氣確實已經進入體內，應該會有如下的感覺，可以立刻知道是否訓練成功了。

・心情會覺得很舒暢，產生充實感。

・全身會呈現輕微的麻痺狀態，開始感到很暖和。

有了這些感覺，便表示這種訓練已經大功告成了。倘若不管這麼做仍然無法產生上述的感覺，那很可能是無法吸取氣，或原本自認為感覺到氣了，但實際上只不過是意念的產物而已。此時，必須進一步練習使氣感覺化的技巧，使感覺更為敏銳。

已經很容易感覺到發自樹木的氣的人，便可以進入下一個階段，也就是從手掌吸入氣並在自己體內循環一周的技巧（參閱第五章）。

## 4. 使用熱源、電線類感覺氣的技巧

前面已經介紹過使用樹木等植物使氣感覺化並加以吸收的方法，接著便進入使用熱源或電線類等無生物使氣感覺化的技巧。

利用熱源，是指手掌能產生熱感的一切物品。例如：電熱器、紅外線治療器、瓦斯爐，還有稍微古老一點的物品，在炭火功一項已介紹過的炭火、太陽等，都屬於熱源。

相對地，電線類則是指像從電線的插頭所發出的熱氣一般，發出不能當作熱感去感覺出來的氣（有些人連對這樣的熱感也能產生感覺，不過那是極為特殊的例子）。

舉例來說，強力的磁石、寶石（包括原石、加工的寶石）、金字塔力量（Pyramid Power）、發出氣的圖形（魔法陣、曼陀羅、遁甲布盤），另外，將手放在某種物品高處時，能有熱感以外強烈氣的感覺物品，全都屬於此類。

在這些事物中，利用熱源的物品，任何人都能感覺到熱氣，沒有必要將氣加以感覺化。因此，在此就略而不談。不過，其控制法對中級以上程度的人來說，非常有用，所以後面會詳細敘述。

電線所發出的氣，和樹木所發出的氣一樣，如果僅是毫無意識地練習氣的感覺化，便無法產生那種感覺，所以我當然會在此介紹。不過，高度的技巧會變成以人或以樹木為對象沒有兩樣，有鑑於此，後面會再詳加說明。

## ●電線類所發出的氣的不同

現在來談談電線類所發出的氣，它和樹木所發出的氣一樣，因吸取氣的對象有好壞之別而產生不同的結果，所以在此作大致的介紹。

**①電線類、磁石類……**從這些物品所發出的氣，是一點都沒有差別的熱氣。

也就是說，從哪一家的電線，或從哪一個磁石吸引，在質上都是相同的。不過，因為有無機質的感覺，所以即使感覺、吸取到了也並不怎麼令人感興趣，但也不會產生太大的弊害。

**②金字塔力量、曼陀羅、遁甲布盤……**這些東西不知是否因為它們能聚集宇宙能量的緣故，所發出的氣也較其他的事物強得多。不過它們也有問題，因為如果做得不夠正確，由於所發出的力量非常強，所以會發生非同小可的結果。假定選定其中一種作為吸取氣的對象，就必須特別注意這點。

**③寶石、護身符、繪畫、書法、照片……**有時從這些物品也能發出非常強烈的氣，但也有根本無法發出氣的情形。也就是說，每種物品的個別差異極大。而且這些物品多半含有所有者（或將它畫出、寫出的人）的意念，而此意念有時會以邪氣的形式出現，所以有必要多加注意。如果，以手放在某種物品上方而相隔一段距離，會產生嫌惡、不自在的感覺時，或是自己的氣被吸取了，那就最好不要使用它。關於如何吸取這些物品的氣，在應用法一項會再次說明。

初學者應從最安全又不會有差錯的電線類開始訓練，等到確定所發出的氣的好壞，達到這個階段後，再改為利用其他物品去訓練比較好。

感覺到電線類以外物品的氣的方法，很類似以樹木為對象的方法，因此，在此只介紹在技巧上和那些物品稍有不同的感覺到電線類的氣的訓練。

## ●感覺到電線類所發出的氣的訓練

①首先，以一隻手拿著電線的部分，將插頭朝向另一隻手的手掌（圖70）。開始時，如果不太能確定所發出的氣的好壞，需將插頭接近距離手掌約一～二公分的地方。

②從電線類所發出的氣，不是像碰觸電器一般的觸電感，這只是告訴各位供作參考。那是有一點很微弱的觸電感，好像磁場或微風一般微弱的氣。當然，也有些人會有這種感覺以外的感覺。

無論如何，等到有這樣的感覺時，就

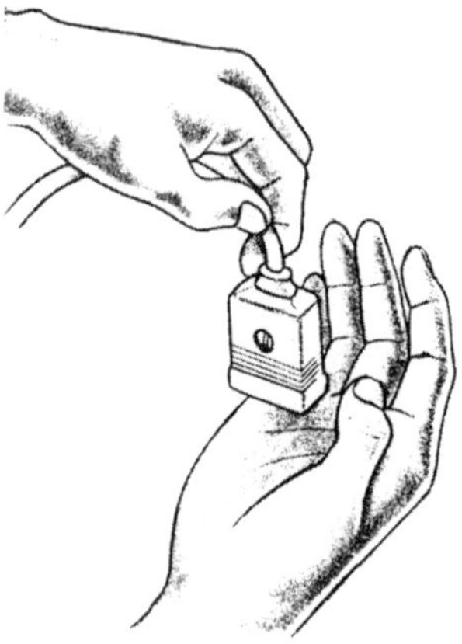

圖70

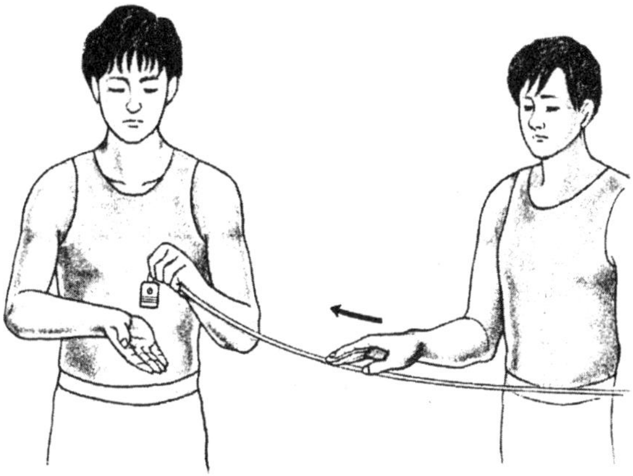

圖71

讓插頭更接近手掌，或相反地，讓它稍微離開遠一點。這樣一來，應該就會愈來愈清楚地有氣的感覺了。

③要去找一位能和你協力完成這項訓練的人。可能的話，和此人一起做「兩人同時進行的使氣感覺化的訓練」。

④進行訓練時比較敏感的人，以①的要領拿著插頭，使插頭的末端向著手掌。另外一個人，則在距離插頭很遠的電線部分，將手放上去（隔小一段距離），就這樣慢慢地將手移到插頭的部分（圖71）。

【注意】移動手掌的要領，是下腹要稍微用力，以手掌拉引電線的氣，將氣慢慢地移過去（移動之後又回到原點，一再重複此動作）。

⑤如果這樣做了之後，仍沒有得到任何感覺，接著，試著兩人的角色交換，照剛才進行的訓練同樣做一次看看。這樣重複做了幾次之後，一定會開始有和手的動作一致的氣流從插頭發出來。

## 5. 醫療用的練氣功

練氣功是由仙道的內功而來，可以感覺氣的存在，並且能控制的一種最高境界的功夫，比普通氣功法的應用範圍要廣。可以應用在治療疾病、培養氣的力量、發射外氣、接受外氣（了解對方氣的情況）等。

除此之外，如果與內功一起併用，可以培養千里眼、順風耳、超感覺等超能力。限於篇幅，不能一一介紹，所介紹的，都是與氣功法有直接關係的部分。

氣功的應用中，最普通的疾病治療法。當然，生病必須找醫生醫治，但是如果與醫療用的練氣功並用，效果更好。

醫療用的練氣功有兩種，一種是以氣功來醫治，一種是用手掌來治療。練了氣功之後，可以由自己體內發氣來治療，這是內氣治療法。當然，不同的疾病，要用不同的方法來治療。

## ●虛弱者，無法站立的病人所用的練氣功

一般為了改善體質、治療疾病所用的練氣功，所練的呼吸，動作與方法，都比較輕，因此所花的時間要長一點。

一般人練三十～六十次，以治療疾病為目的的人，就要練四倍以上，也就是要連續做一二〇～二四〇次。當然，這是練習慣以後的次數，剛開始練，可以少做一點，再慢慢增加。

有些站不起來、虛弱的人，或只能躺著的人，連簡單的動作都無法做到，這時可以用下面所介紹的練氣功應用法來練。分為手、腳、腹、頭等四種氣功法，現在加以說明。

**①手的氣功**……躺在床上，兩手不要用力，放在兩脇旁，然後用鼻子練呼吸

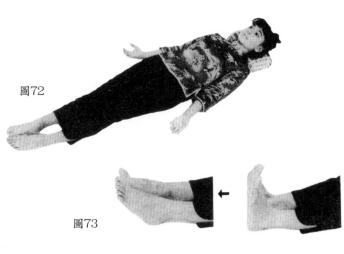

圖72

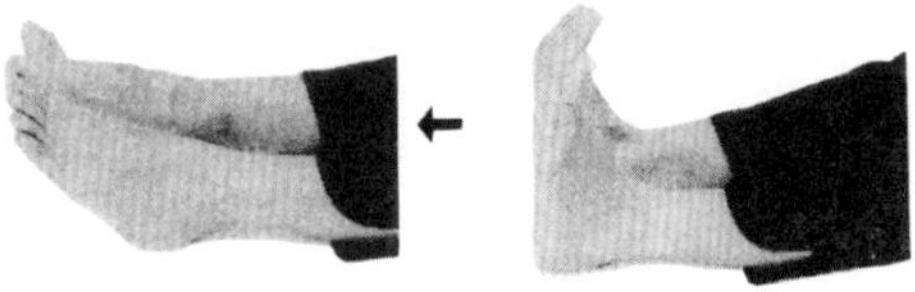

圖73

（吸、吐、吸、吐），配合節奏，輕輕地動著手指，用意識，使呼吸的節奏與手的動作一致，保持輕鬆的狀態，長時間地勤練。

開始做三十～四十次，等能輕鬆地做下去後，要做一百次以上，練到手感覺有氣產生時，根據這種感覺，配合呼吸繼續練下去（圖72）。

**②腳的氣功**……躺在床上，把意識放在腳跟上，與練手的氣功一樣，用鼻子輕輕地、有節奏地呼吸，配合著手的節奏，以腳後跟為軸，前後輕輕地活動（圖73）。

練的次數開始只練三十～四十次，等到可以輕鬆做到時，要繼續做一百次以上，習慣之後，再配合上述手的動作一起做，效果

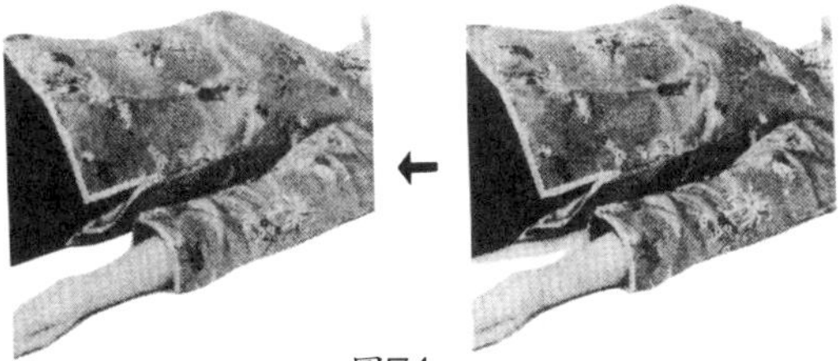

圖74

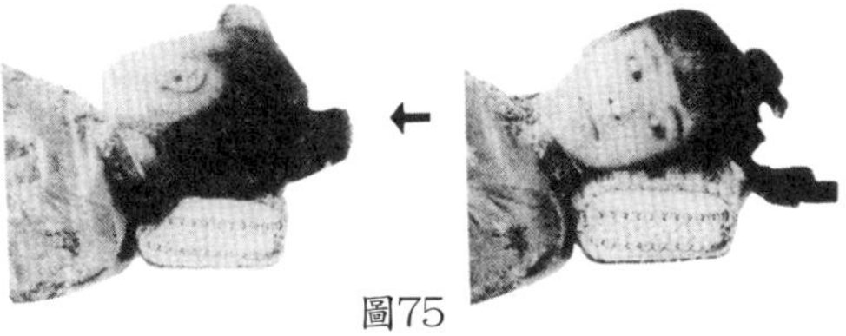

圖75

更大。

**③腹的氣功**……與前兩項一樣躺著做，以肚臍為中心，意識集中在腹部，然後用鼻子輕輕地、有節奏地呼吸，配合呼吸，以肚臍為中心，腹部輕輕地上下動著（圖74）。開始可以慢慢做，習慣之後，要逐漸加快，次數與前兩項相同，開始只做三十～四十次，習慣之後，連續一百次以上。

**④頭的氣功**……躺著，意識集中在後頭部與頸部，鼻子有規律地呼吸，配合呼吸的節奏，向左右擺動，開始慢慢地做，習慣後要快一點（圖75），次數與前三項相同。

以上是針對只能躺著練的人，每天不斷地練下去，即可產生充沛的氣力，然後上半身坐起來，繼續練氣功。

這時，以手和腹部的氣功為主，腳和頭的氣功為副，但是練的次數要增加，做一千次，或連續加二十～三十分鐘（輔助動作與前項相同），用坐的姿勢來練氣功。

能夠連續做一小時以上，或能從床上起來，就可以坐在椅子上練氣功，先練手的氣功，然後再練頸功、轉腰、震掌、捏球、推掌、撐掌、壓降、上托、開合、揉球、旋腕、旋掌、單人粘勁等項目。

逐漸站起來之後，慢慢練氣功的全部動作。

本法是以躺在床上的病人為對象；或站起來很虛弱；或病情嚴重，無法練正式氣功的人，不妨用這種方法做。病輕的人，作為練氣功的輔助，也很好。

等練成這種氣功之後，病情逐漸好轉，就要進入正式練氣功，這時所產生的氣，會在體內流通，送到患部，便可治好疾病。

但是，如果無法做到仙道的小周天，便無法使氣運轉全身。至於發射外氣，是屬於手掌療法。以下介紹發射外氣的技術。

## ●呼吸系統與心臟衰弱、有高血壓的人所用的練氣功

呼吸系統、心臟方面衰弱的人，如果配合呼吸來練氣功，反而增加這些器官的負擔，而且患高血壓的人，若配合呼吸來練氣功，會使病情惡化，因此，這些人不可以做正式的練氣功，必須按下面的方法來練。

①按基本功的姿勢站立，做第二式的擦掌，只要自然呼吸就行了，不必特別注意。

②接著做第一式的震掌，不必配合呼吸，用嘴與鼻子模仿呼吸的動作，以意識使之有一定的節奏。

③做完振掌之後，再練捏球。

接著做第二式的②開合、③捏球、④摸魚、然後再做第一式的⑦擺腰、⑧摔甩，照此順序做下去。

次數要比配合呼吸法的練氣功更多，最少要多出兩倍。

如果能長期地練，手掌自會感覺氣的存在，這時要將氣引到一隻手臂內，通

過背部或胸部，送到另一隻手上，有關本方法請參照發射外氣的技術這一段。

到此階段，可以用不隨呼吸產生氣的感覺來練推掌、撐掌、壓降等功夫。最後再按基本功的站姿，來練習內功的小周天或全身周天，使氣通到想到的地方。到這種階段，除了心臟瓣膜症之外，大都可以治好。

## 6. 可醫治百病的外氣發射法

練氣功應用在治療疾病的第二個方法是用手掌發氣，此法廣為應用，又稱為靈治或掌治。

自古以來，由於不了解其真正效用，以為是用靈的力量來治療的，根據最近研究，才發現是由人的身上所發出來的氣來治療的。

體內所產生的氣（內氣），由手掌將這種內氣向外發射，就是外氣發射。聽起來多少有些神秘感，事實上，的確可以把氣傳到他人身上。

外氣發射有兩種，一種是自己醫治疾病，一種是醫治他人的疾病，技術都一樣，一併介紹如下。

## ●手掌上感覺有氣

這是手掌療法的基本，如果手上不感覺有氣，就無法向外發氣，也就無法醫治。

感覺有氣的要領，就是要好好練氣功，注重擦掌，給手掌刺激。有空時把兩手掌靠近，感覺有氣的存在，進一步用冥想來集中意識。如果做好練氣功第二式，就可以感覺氣的存在，即使不用它，也可以感覺氣的存在。

## ●強化手掌上的氣

前面的項目練好之後，只讓手敏感還是不夠的。自己身上的氣如果不強，手掌上的氣當然也不強。因此除了增加練氣功的時間外，還必須充分補充能源。

補充的最好方法，就是吸收樹上或地面上的氣，是否有效，完全要靠本人的吸收方法，而且要吸收最旺盛的氣，否則無法強化自己的氣。

**①吸收的要領……**從樹或地面吸收時，先用兩手掌來探測附近全部的氣，找出感覺最強的地方，然後用推掌（或摸魚）的方法，把氣向腹部吸入，或由頭部吸入，或用手掌一直推到腹部也可以。

反覆做過幾次之後，精神便能感到充沛，有一種說不出的感覺，即使已有了這種感覺，也不可停止，最後以胸部為中心，使全身有充滿力氣的感覺，然後再慢慢停下來。

練完第二式的人，大概可保持這種狀態十～三十分鐘，但病人就要花幾倍的時間才能得到同樣效果。如果每天這樣做，效果會更快，有病者應一併練習。

應用本訓練法時，也可以用腳來吸取大地之氣。

作法是全身不可用力，心裡想著由腳底吸收大地之氣，流入體內。

場所不同，氣的強度也有差別，起初要到很多地方去試試看，要在氣最強的地方練，例如樹底下，就可以吸收到樹的氣。

**②由人的身上吸氣……**必須吸收年輕、健康、精力充沛者或活潑的小孩身上的氣，不可以吸取老人、病人、無精打采者的氣。

吸氣的方法，將手掌與對方的手掌距離五～十公分，心裡想著把氣吸進來。如果無法做到，就要配合意識，用眼睛看著對方的手臂到手掌，再看到自己的手掌與手臂。

## ●外氣發射的技巧

練至可以感覺到發出來的氣，就可以練習發射外氣。

①先做練氣功，感覺有氣產生之後，兩手掌距離對方五～十公分，就可以感覺氣被手掌吸進去。

開始要用意識想像氣進入手腕，然後用眼睛追蹤氣的路線。如果手掌上感覺有氣，但是無法移動，千萬不可氣餒，要不斷地練下去。

這樣持續不斷地練下去，總有一天能感覺出有氣發出。這時會覺得手腕、手肘的氣，一點一點地流動，最後可以由肩膀傳到胸前或背部，再由另一隻手繞一周，如果可以做到這種程度，外氣發射就很簡單，即使還做不到這種程度，只要覺得有氣通過手臂，即可發射外氣。

②體內感覺到通氣後，以同樣的要領，由一隻手掌把氣送到另一隻手掌上，這時，接受氣的手掌不可以用力，就很容易接受外來的氣。

由送氣的手，一直到接受氣的另一隻手，明顯地感覺氣在流通，這時就已經練成了。

③找一位朋友，向他的手掌發射氣，開始距離二十～三十公分，等到對方覺得有氣傳過來，就慢慢把距離拉遠來練。

已練習慣的人，與對方相距五公尺以上，對方還可以感覺得到。初學者當然無法辦到，最好以一、二公尺為目標，來進行練習。

④與對方相距一、二公尺，對方感覺到有氣時，就可以找病人來送氣試試看，在病人的患部送氣，最為理想。並用選擇最容易接受氣的部位，如手的合谷穴（如圖76）、臉的印堂穴（圖77）等部位，都很容易把氣入。在這種情況下，不必用手掌，可以用手指送氣。方法請參照圖78。

發射的時間，以五分鐘為限，休息一下，再繼續三十分鐘。送氣之後，馬上按⑵的①②練一次，或吃一點補藥來補充損耗的氣。

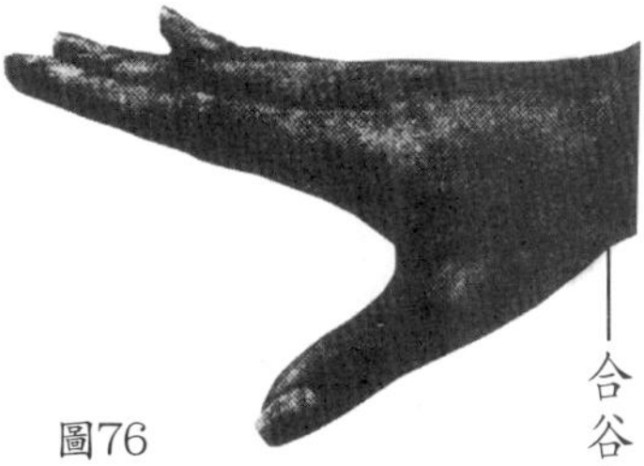

圖76

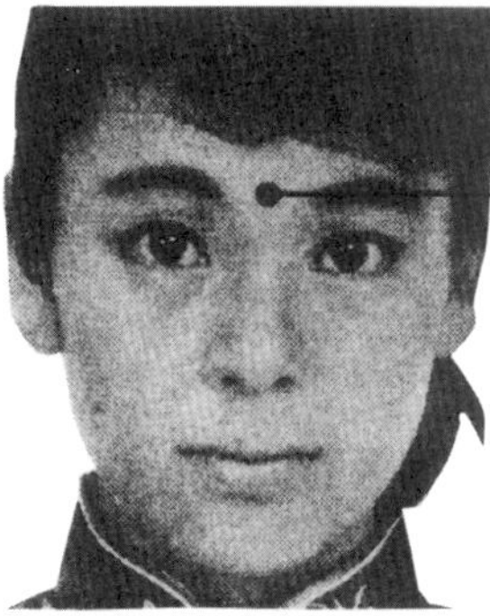

圖77

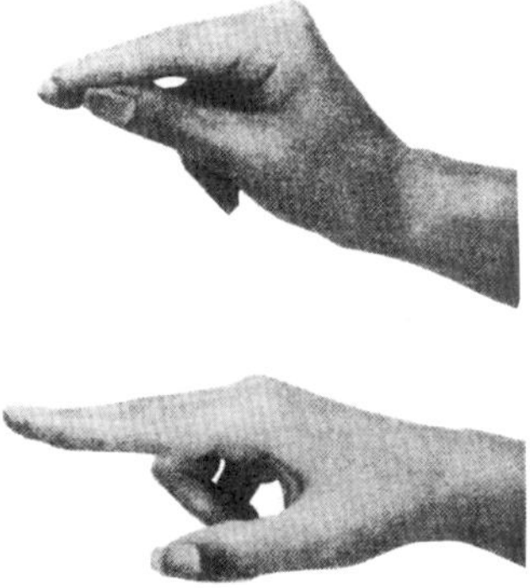
圖78

⑤以上是向他人送氣的方法，也可以在自己或他人的患部，用這種方法治療。這時，在練氣功的手上，可以感覺有氣產生，除了由樹上充分吸收氣之外，還可以吃蒜頭、人參等補品，然後用手掌向患部送氣，直到患部發熱或出汗為止，如此就可以治好疾病。介紹一些補藥。

・胃弱者（消化不良，拉肚子）吃人參、山藥、韮菜以及洋蔥。

・呼吸器官弱者，吃麥門冬、枸杞。

不屬於以上兩者，任何補品都可以吃。

## 7. 針對病人的患部情況施行外氣接受法

在氣功法的應用中，與外氣發射為表裡一體的外氣接收法，能夠知道對方所發出的氣。

當然，不僅接受人、動物、植物和其他生物之氣，還能接受石頭、金屬等無生物所發出的氣。

單憑氣功還是不夠，再談一談更進一步地研究以人為對象的吸取方法。

想接受外氣，必須有氣的感覺，對於這一點已經談過，不再重複。

不過在接受外氣時，憑那種感覺還不夠，必須再加以鍛鍊，等感覺有氣時，才可以做下面的練習。

①開始時，距離對方的手掌三～五公分，感覺有無氣的產生，這時不只要感覺出有沒有氣，還要看氣的強弱與微妙等情形（氣柔順或剛強）。

如此，必須試驗很多人，儘量選擇了解個性的人為對象，然後比較所發出的氣的感覺。

②手距離對方三～五公分，先感覺對方手掌所發出的氣，習慣了以後，不只看手掌而已，還要看對方全身的氣。

開始讓對方站著或坐著都可以，先由頭看到身體的前面，用手掌對著他，由頭上一直看到腳為止。然後轉到背後，由後頭部開始，沿著背部探測到腳跟，這時，用手掌試探有沒有不同的感覺，不斷地用意識來探測（圖79）。

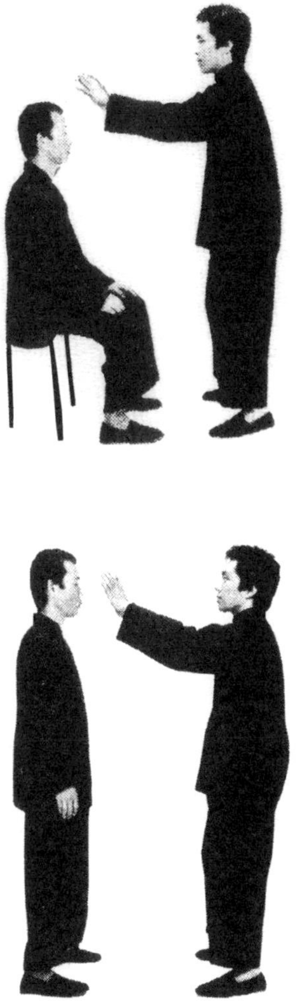

圖79

③所謂微妙的感覺，就是除了②以外的感覺，在其他部位有沒有冷或熱的感覺，或者自己的手掌的氣，有沒有被吸入的感覺。

這種方法，對於探測氣的情況，非常重要，可以診斷出身體的異常與疾病。有病時，可以分下列方法來治。

**．虛症（衰退性疾病）**

對方的身體某部分機能衰退時，一般會有冷的感覺，或者在此部位有氣被吸入的感覺，嚴重時，連自己手也有冷的感覺，或者胃部會有不良的反應。

**．實症（亢進性疾病）**

對某方身體的某部位會發熱，或病情嚴重時，會產生像針刺一樣熱的感覺，局部會有強烈的氣發出，有時手還未對著他，就會感覺不舒服或疼痛。

這兩種情形，也會在同一個人的身上產生，換句話說，就是整個身體是虛症，但某部位卻發生實症。

總之，要鍛鍊到這種感覺，應慢慢地移動手掌，並且注意對方的情形，發現某個部位的感覺，就應該問問對方的病情，或有何異常。

④這種異常的氣，有些是屬於肉體上的疾病，有些則是精神上的，或者超自然的病因，這已經超過氣功法的範圍。

超自然的疾病無法用氣功法來治療，如果想做，應該用仙道的內功，或者超感覺來試試，但是必須具有高深的超感覺才能辦到。

⑤離開對方幾公分即能感覺對方的氣時，不妨離遠一點試試看。手掌離對方二十～三十公分，仍然感覺到有氣，便慢慢拉長距離。這種距離因人而異。一般距離五十公分～一公尺，差不多可感覺到對方氣的邊緣，這就是所謂的生體場。

⑥到這種程度，可以不用手掌，以自己的身體來探測對方的生體場，這時，在自己身體各處，可能會發出過去所感覺不到的氣，那就是對方所發出的氣。

繼續感覺這種氣時，這種感覺會慢慢加深，這時可以問問對方，這個部位是否有疾病，由此可以確定患病的部位是否有錯誤。能練到這種程度，就能了解疾病所在。

【注意】練會了外氣接收的技巧之後，對方患的是實症還沒有多大關係，若患了虛症（如精神或超自然所引起的異常），與外氣發射一樣，自己的氣可能會被病人所吸收，如果不注意，自己的身體會慢慢虛弱下去，因此，要用以前介紹過的外氣發射的技巧，不斷地補氣。

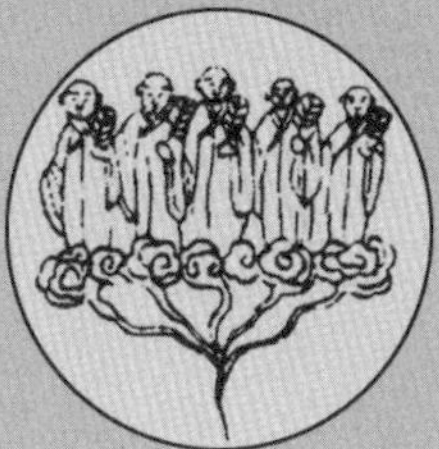

# 第四章

# 超能力氣功法的開發法

# 1. 護身符及靈異場所所發出的氣的效力調查

不想應用氣功法的人，是否需先精通一切的基本技巧呢？並非如此。依照各個階段，都有個別的應用法。在此要介紹的是那些應用法中的若干部分，對氣功法的初級（氣的感覺化）大致已精通的人，便可進行得比較容易、順利。

自認為已熟練了上面介紹過的技巧的人，為了作進一步的確認，這是為了讓不太有自信的人多加磨練所設計的應用法，不妨做此訓練看看。

出乎意料地，在應用氣功法最容易做的，便是所謂超能力的領域。

不過，利用氣功法的超能力，並非像一般所謂的超能力那麼萬能。那是因為，它完全僅在能以氣的感覺掌握到的範圍內，才能發揮特殊的能力。這點正是它和僅靠感覺便能完成一切事情的「超人型」超能力的不同之處。

利用氣流的超能力，並非像「超人型」超能力那樣的能力。只要有氣的感覺，任何人都能做。而且只要氣的感覺不消失，不管在任何地方、任何時刻都能做。這點更是和僅有一部分人才能特殊的得以發揮的超人型超能力迴然不同。

無論如何，利用氣功法的超能力，完全能將作為「氣」的感覺的事物，當作對象，掌握氣的力量。希望各位記住，超過這個範圍之外，便不是其對象。

這點和超人型超能力一樣，有許多種類。首先介紹，只要能感覺到氣的人便能立刻進行的靈異效力（正確地說，應是氣所發出的效力），以及其診斷法。

## ●靈異效力的診斷法

從護身符等神秘的圖形，以及靈異場所、廟、佛寺所發出的氣，強弱和其效力有絕對的關係。

這個方法，是為了測定從上述事物、場所所發出的氣的強弱程度，而想確知它們具有多大效力的技巧。其應用範圍十分廣泛，從照片、圖畫、書法所發出的氣，都能一一測定其強弱。

在練習之際，不妨先從小的事物開始，例如：神秘的圖形（魔法陣、曼陀羅）及護身符等，或是小的金字塔，都是最適合的對象。做法如下：

①和以樹木或電線類為對象時一樣，將手放在距離對象物數公分的對象物上方。

②看從對象物所發出的氣。如果一直很難有氣的感覺，便將手掌一點一點地接近那對象物。相反地，如果所發出的氣極強，便將手掌一直移開，這樣將手掌移到勉強有氣的感覺的極限位置。這個位置，便是對象物所發出的氣的極限點。

也就是說，護身符及神秘的圖形只具有達到如此距離的氣。當然，所發出的距離愈遠，便表示氣愈強。

③當將手掌放在距離對象物數公分的上方時，如果有嫌惡、不適的感覺，或手變了，最好不要再繼續做。這種情形，以人來說是相當於有疾病的氣，而且其中全都是不好的東西。如果檢查這種對象物的效力，只會損及自己本身的氣而已。當你知道有任何不好的感覺時，就立刻停止不要再做，在此階段暫停，這樣比較不會發生問題。

當你能知道從小的物品所發出的氣的強弱程度後，接著便要開始進入感覺從大的物品所發出的氣的訓練，正確地判斷其強弱程度。

以對象物來說，像廟、佛寺一類為了信仰而建造的場所最為適合。因為會發出靈異現象的場所或意外事故頻繁的場所，所發出的氣最不好，如果不是自己的氣非常強，就會受制於對象物。

假使不懂阻擋邪氣或靈異之氣的方法，是十分危險的，因此，會在後面「控制靈異事物的技巧」再次談到。

④看廟及佛寺的氣的方法，和以樹木為對象時的方法是一樣的。能以全身感覺到氣的人，就看看那人的手掌對氣的感覺。而不能以全身感覺到氣的人，便放棄去看那人的手掌。

因為，此時對象是大的，所以，必須距離數公尺到數十公尺，否則，便無法感覺到對象物所發出的氣。

⑤因為假使只是一個場所，通常不太能知道其氣的強弱程度，所以不妨到各地的廟、佛寺去，比較它們所發出的氣的感覺。當然，也有必要去看看所發出的氣微妙的差異。無論氣多麼強烈，如果有嫌惡的感覺，或引起寒氣，那就毫無意義了。

如果使用這種氣，則連普通的建築物的氣也能感覺到。例如，用這個方法去看所住房屋的氣。當然，每一間房間的氣都有所不同，所以，如果能一間一間地看下去，就可以知道得更清楚。

在研究家卡羅・加斯達那的著作裡，曾提及「尋找有力量的場所」一項，利用此方法，便能立刻進行。靠著從某土地所發出的氣的感覺，以手掌或整個身體去搜尋力量最強的位置。那種位置不僅適合於居住而已，也適合於磨練本書所說的特異能力。在中國，自古以來「風水」的問題已被技術化了。

## 2. 猜物品放入哪一個容器的方法

能有氣的感覺的人，只有稍加訓練，對於某種物品氣的強弱程度便能瞭如指掌。達到此地步時，就不妨做一做現在所要介紹的訓練。

這種訓練需準備數個容器，將發出氣的物品放入其中一個容器，然後將手掌放在容器的上方，去猜究竟物品放在哪一個容器裡，是一種相當有趣的訓練。當然，假使由自己將物品放入容器，便無法達到訓練的目的，所以應找一個能幫你將物品放入容器的人。做法如下：

①先準備好一個雖體積小但能發出強烈氣流的物體。例如：磁石、寶石、特殊的石頭等，不妨準備好這些物體的若干種。

至於容器，則應儘量避免金屬製的成品。因為金屬製成品本身會發出非常強的氣，所以在探尋氣的感覺時，有時會無法區別究竟是放在容器裡的物品抑或容器本身所發出的氣。根據經驗，紙製或布製的容器最為適合。另外，與其使用形狀不同的容器，還不如準備好形狀相同的容器。

②準備好發出氣的物品及容器之後，便以手掌確定物品所發出氣的感覺。在物品尚未放入容器的情況下，先將手掌放在對象物的上方，去看氣的感覺。

接著，將物品放入容器裡，加上蓋子或將對象物倒立過來，覆蓋在物品上，將手掌放在那容器的上方。

此時，如果立刻就分辨不清楚氣的感覺，那是氣的感覺化訓練不足，所以必須進一步去施行前一章所提及的基礎訓練。

如果有未放入容器時同樣的感覺，或稍微弱一點的氣的感覺，那麼使用其他的物品繼續做這種訓練。

③能做這種程度的人，接著便接桌上的容器及對象物排成一直線。然後，請協助你的人任意選擇一樣物品放進其中任何一個容器裡。當然，當協助你的人在做這件事時你必須轉身向後，讓自己無法得知物品究竟放進哪一個容器裡。

④準備妥當之後，就請協助你的人告訴你。接著你便將一隻手的手掌放在數個容器的上方。此時，感覺到強烈的氣的人，便將手掌慢慢地移過去。不太有感覺的人，便彷彿要確定氣由哪一個容器發出似的，逐一移動手掌放在上方（圖80）。

⑤當感覺到容器的其中之一發出和其他的容器不同的強烈氣流時，便告訴協助你的人，請他打開那個容器。無論猜錯或猜對，不妨多做幾次同樣的實驗。

⑥其次，請協助你的人將別的物品放入容器，再做同樣的實驗。做幾次之後，再換下一種物品。這樣逐一換物品做同樣的實驗。

⑦這種訓練做得很熟練後，實驗所使用的每一種物品所發出的氣的微妙差異

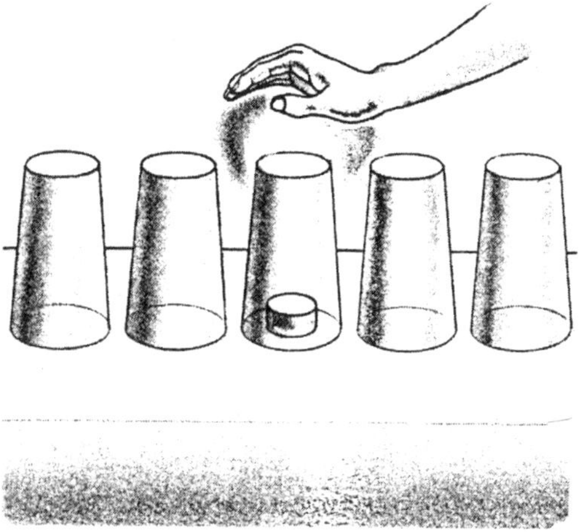

圖80

都能感覺出來時，接著就要進行猜那物品的訓練。先請協助你的人將所有的物品藏起來，當你自己轉身向後時，請他將任意一種物品放進容器裡，而從所發出的氣的感覺，去猜物品放在哪一個容器裡。

達到以上的階段，只有氣的感覺的結果，是任何人都能做到的結果。不過，如果再進一步時，例如，一開始就不知道的對象物要猜得準確談何容易。因為要做到這種程度不僅需要具有氣的感覺，同時也必須具有作為意念看見那物品的感覺。

能這麼做的人，一定是具有所謂超人型超能力，能以眼睛看見氣的存在的超能力技巧。

## 3. 遠距離的氣的感覺化及通過物體的訓練

如果上面兩種訓練都成功地完成了，那麼就接著做下面有趣的訓練。其中之一，便是在距離非常遙遠的狀態下，彼此使氣感覺化的方法，而此方法和遙控對方的技巧有關。另一種是透過牆壁等障礙物，彼此都產生氣的感覺的實驗，這相當於猜出放在容器裡物品的技巧應用。

首先，介紹遠距離的氣的感覺化及其技巧。

### ●遠距離的氣的感覺化技巧

①技巧本身和以人為對象時氣的感覺化是一樣的。不過，只要彼此面對面，而且將手掌相對著。當然，以兩手相對也可以，只用一隻手相對也可以（圖81）。

②像這樣，彼此都感覺到手掌所發出的氣，而其中的一人，在這樣的狀態下

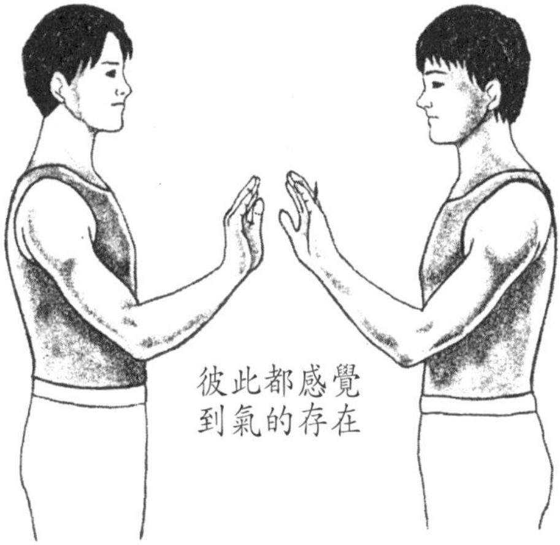


圖81

一直往後退。一公尺、二公尺……，只要彼此都能感覺到氣，便一直往後退，五公尺、十公尺也無妨。

③此時，往後退的人，必須以自己的手掌像要瞄準對方似的，一直瞄準對方的手掌。否則，沒有離開多遠便會失去氣的感覺。這點應特別注意。

至於距離多遠彼此才能有氣的感覺，這點完全和正在進行實驗的人，氣的強弱程度有關。

如果兩人都有強烈的氣的感覺，那是再好不過，但倘若只有其中一人感覺較強，不管距離多遠也能感覺到從對方所發出的氣。

如果彼此都是容易對氣產生感應的人，即使在雙方的氣都很弱的情況下，不管距離多遠也能感覺到氣。就此意義來說，找到適合的對象，是使這種技巧進步的關鍵。

## ●以氣的力量拉引對方的技巧

已經能使遠距離的氣感覺化的人，只要稍微熟悉了，便能進行用氣遙控對方。

①方法是先彼此以手掌相對著，彼此都感覺到氣產生出來時，其中一人便以前述的要領，一點一點地往後退。不過，因為這次並不是要檢驗距離多遠還能感覺到氣，所以只要距離一～二公尺便在原地停下來。

②此時，其中一人（最好是氣的力量較強的人）從手掌發出強烈的氣流，讓對方對氣產生感應。

③這樣繼續做下去，等到自己的手和對方的手彷彿以氣連接起來時，便將手掌向前後輕輕移動。如果，此時對方的手掌以同樣的節奏活動起來，便表示這個

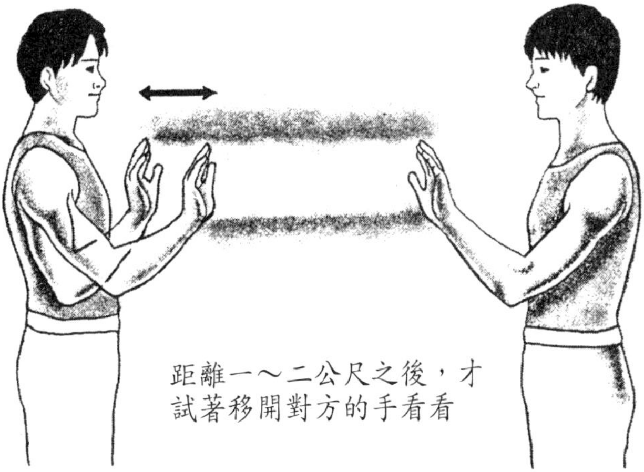


圖82

實驗成功了（圖82）。

做這個實驗時，一開始先震動手指，看對方的手指會不會產生同樣的現象，因為此方法所需的力量最少。不過，以自修的氣功法開始的人，要產生震動反而比較困難，所以只以移動手掌的技巧去做比較不會有問題。

這種利用氣遙控別人的方法，除非是氣相當強的人，或對方相當容易配合的人，否則就無法成功，所以無論如何無法成功的人，不妨進行後述的中、高級訓練，將氣的強度加強到相當程度後，再挑戰一次看看。

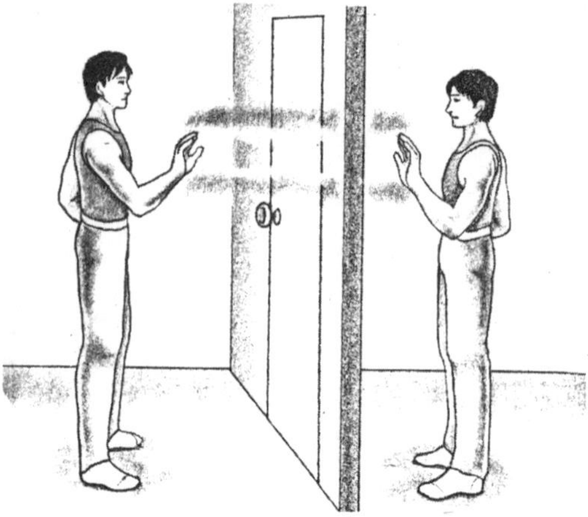

圖83

## ●使氣通過物體的實驗

這是接續前面猜出容器放著何種物體的技巧，不過，因為必須透過障礙物，彼此都感覺到氣才行，所以最好是有一位相當能有氣的感覺的對象。

①兩人站在門附近，使門呈開敞的狀態，將彼此的手掌相對著，看所發出的氣的感覺。

②將門關起來，問對方是否能感覺到自己所發出的氣。如果對方回答能感覺到氣的存在，便逐漸遠離對方（後退），再試一試是否有氣的感覺（圖83）。

③知道距離多遠也能感覺到氣，成功

之後，然後在厚厚的牆壁那裡，兩人分站一邊，彼此仰起手掌去掌握對方所發出的氣。

④牆壁的實驗做成功之後，便請對方將手放入金屬製的水桶容器裡，自己則從外面朝向容器發射外氣，問對方是否能感覺到氣。

在中國大陸，雖然僅將氣功法視為一種科學實驗，由此角度去掌握、瞭解。但是，從剛才的結果來看，似乎還有氣、紅外線、靜電、磁氣等無法解決的事物。連金屬都能通過，就真的沒有像X光那樣的力量了。

這種情形，當在做念寫及透視的實驗時，從超能力者的身體雖能檢查出非常強烈的電磁波，但卻能發揮X光的效果。就此意義來說，氣功法似乎也有近似這種東西的一面。

## 4. 利用ESP卡以氣增進通信能力的開發法

超能力開發法之一，便是使用ESP卡的方法。這看起來似乎是純粹的超能力，但事實上，以氣功法也能做得到。這是從超科學研究家，亦即知名的工學博士內田秀男先生的實驗所得到的啟示。

他說，在做ＥＳＰ卡的實驗時，他將手掌放在通信用的卡片上方，不久便產生了被吸住或被彈開的感覺。

為了要說明這種情形，他用了發出「奧拉」這種說法，但筆者從他有被吸住或被彈開的感覺這句話，懷疑那也許是氣，所以立刻試試看。

結果，正如我所想像的，他所說的「奧拉」便是氣，是感覺到從卡片所發出的強烈氣流。

現在所要介紹的方法，正是當時所使用的技巧。不過，非常困難的部分將它省略了，這點請各位諒解。

## ●猜出已經注入氣的ＥＳＰ卡的方法

①準備好ＥＳＰ卡，或是正反面花樣完全一樣的卡片兩組。為了做這種實驗，最起碼需有兩人，所以要尋找能和你合作的。

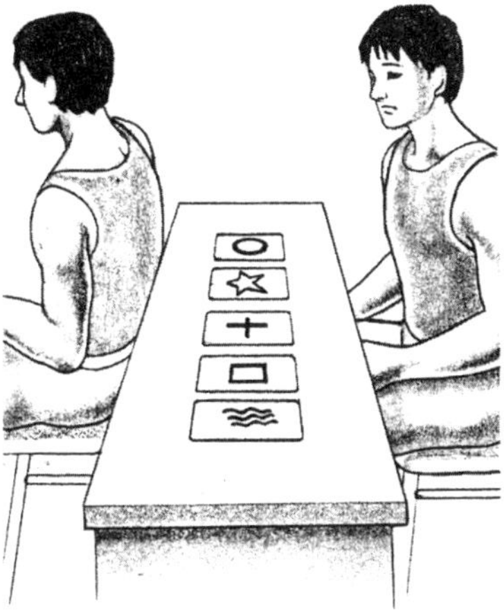

圖84

最好是找對氣的感覺差不多和自己同樣程度的人，或是多少能有氣的感覺的，或是能做ＥＳＰ通信的人。

②先將ＥＳＰ卡放在桌上。接著，其中一人面對那張卡片坐下來，另外一人則背向卡片而坐（圖84）。

然後，面對卡片而坐的人將手掌放在任意一張卡片上面，隔一段距離。將自己的氣貫注到卡片裡。此時，不要只以意識將氣貫注進去，也要用眼睛（視線）像瞪著卡片似的，用力貫注氣（圖85）。

③將氣貫注完畢之後，便告訴背向卡片的那個人。此時，背向卡片的那個人轉過身來面向擺著卡片的桌面，接著仰起手

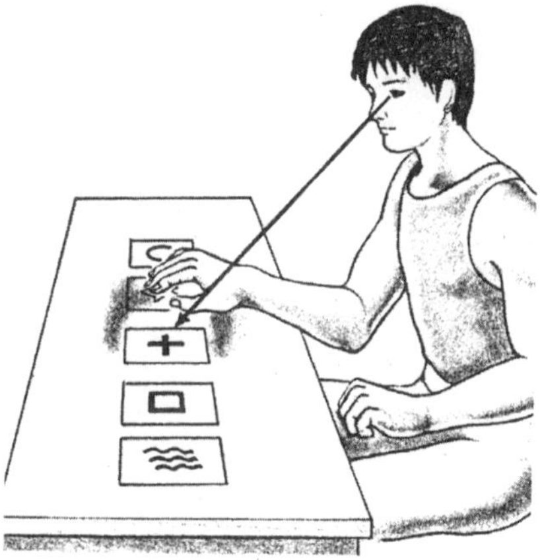

圖85

掌去看看氣的感覺。如果遇到發出強烈氣流的卡片，便問發出氣的人是否正確，確認是否能正確地指出發出氣的卡片。

開始時，有一點不易掌握氣的感覺，常會搞錯，但不要太在意，不妨再反覆試幾次。做習慣後就會和普通的ＥＳＰ不同，幾乎能百分之百猜對。

這種方法和含有靈力的護身符是同一原理。也就是說，氣的力量愈強，如果由很擅於控制氣（能使氣有不同的感覺）的人去做，愈是這種人，愈能產生顯著的效果。當然，被動的那個人也是一樣，對氣的感覺愈佳，愈能猜得中。

④另外，做這種實驗之後，將所有的

卡片都貫注了氣，有時會變成大同小異的感覺，很難分辨得出來，所以那樣的情況就必須將氣消除掉。

其方法是，以手掌做成像要將氣從卡片裡掃掉般的手勢。當然，有時會以為已經消失掉了，但其實不然，所以一定要請另一個人確認氣是否已被消除。

## ●利用氣進行的ＥＳＰ卡通信

能以手掌猜出貫注氣的卡片之後，接著便藉著這股氣的感覺去通信，試試結果如何。

①先準備一張大桌子，或將兩張小桌子併在一起，接著在中央豎立隔板，使彼此看不見對方的卡片。然後，兩人各自在自己眼前擺出同一組卡片（圖86）。

②準備妥當之後，便決定誰是送信者

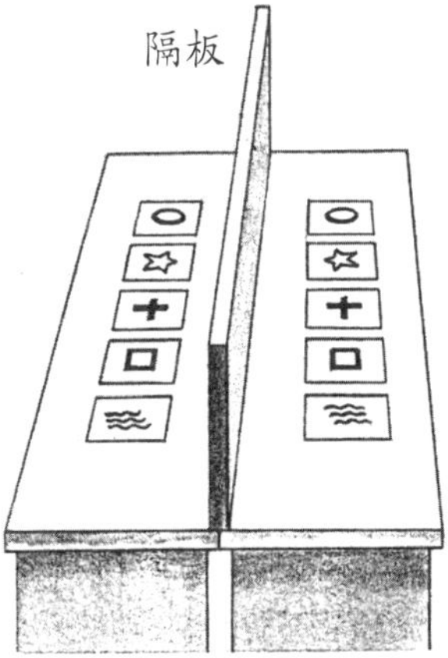


圖86

及誰是受信者，(A)送信者就和做普通的ＥＳＰ實驗時一樣。看著任意一張卡片上的圖樣，在腦海裡記憶著，如此將訊息送出去。或是，(B)以手掌放在任意一張卡片上，貫注所發出的氣。如此一來，就會有氣從自己的卡片送到對方的卡片那裡去。這樣做的同時，要告訴受信者也仰起手掌放在卡片上方。

③送信者發出訊息時，受信者便將放在自己眼前的每一張卡片一一用手掌試一試，隔著一小段距離，將手掌放在卡片上方。如果有任何一張卡片發出和其他卡片不同的感覺，例如，彷彿被吸住或被彈開的感覺，便告訴受信者那張卡片的圖樣，請他確認是否正確。

【注意】這樣做時，如果送信者、受信者作用於卡片的氣很難消除，就必須每次做完之後便立刻將它消除掉。當然，如果受信完畢之後就會立刻消除的氣，就沒有必要再特別去消除它。

④等到這種實驗做得很熟練之後，接著便在不同的房間做同樣的實驗看看。也可以彼此在自己的家中利用電話進行這種實驗。

⑤有如「心電感應」一般的ＥＳＰ卡實驗，並不屬於上面介紹過的氣功法的

技巧範圍之內，不過，能做到④的人倒是不妨一試。

做法是，以眼睛注視任意一張卡片，然後閉起眼睛在腦海裡記住它，加深印象，接著，向對方送出訊息。而受信者也將眼睛閉起，成為冥想狀態，努力去感應對方。以練氣功的人來說，由於他們的生物體能量異常的強（當然，精神能量也很強），所以，比起普通人他們成功的機率高出許多。

## 5. 以氣和靈異事物接觸的方法

練了氣功法之後，就會產生各種各樣的特異能力。在那些能力中，最令人感興趣的，便是現在所要介紹的「和靈異事物接觸的方法」。

什麼是「靈異的事物」，中國大陸的氣功法目前採取的是忽視它的態度。中國大陸做了那麼多的超能力實驗，卻有這樣的情形，實在有一點令人覺得不可思議，不過，因為氣功家們一致認為氣功法雖是超科學，但並非心靈學或宗教。這就像中國大陸和俄羅斯雖同為社會主義國家，雖都是以唯物論的立場為主導，但實際上卻有著不同的問題一樣。

以現實的問題來說，氣功法的領域也和「靈異事物」極有關聯。就此意義而言，和靈異事物接觸這個問題，得姑且不論在現實中是否能避開這個問題。

事實上，許多練氣功的人，到了某種程度的階段之後，便開始和這樣的事物接觸。

因此，撇開關於宗教上的說明及科學上的證明不談，現實中該以什麼樣的方式和靈異的事物接觸呢？至少，知道這樣的事比不知道來得好。除非是能忽視這種事的人，否則，有些人會由於靈異事物所發出的邪氣，而在精神、肉體上遭受極大的損害。

關於靈異事物，有引導出靈異事物的技巧、感覺出靈異事物的技巧、阻斷靈異事物的技巧、讓靈異事物遠離的技巧等四項，在此按照順序一一加以介紹。

引導出靈異事物的技巧，這是成為訓練基礎的一項。不過，因為靈異事物並不是到處都會出現，所以，要去找那樣的場所或人（所謂被鬼魂附身的人），或是在剛好遇見那樣事物時進行。

一般而言，到墓地、某種因緣的地點、曾經發生過事故及事件的地點去時，就很容易接觸到靈異事物。不過，那樣的事物邪氣或陰氣非常強烈，所以氣較弱的人，先會蒙受其害。

有鑑於此，不能建議各位那樣做，最不會發生問題的方法是，當你在自己的房間練氣時，出現了靈異的現象，或你所認識的人之中，有人被鬼魂附身時，如果是這種程度的現象，利用它來訓練也只會損失些許的氣而已，在此介紹的，便是以這種程度為對象的訓練。

這麼做本來的目的，便是要和後述的「讓靈異事物遠離的技巧」相配合，進而控制那樣的事物，所以，千萬不要以遊戲的心態去進行。否則你會被自己所引導出的鬼魂附上身。

## ●引導出的技巧

首先，介紹從並非有特定對象的場所，引導出靈異事物的兩種做法。

①不管任何情形，都要仔細地摩擦雙手的手掌，等到變得充分生熱之後，再

進行氣的感覺化。

②接著，以一隻手的手掌旋轉圓圈數次（圖87）。至於右轉還是左轉，每個人的習慣都不盡相同，所以試試兩者而選擇自己覺得比較好的一種即可。

③另一個技巧的做法，是使雙手的雙掌交叉，然後將手掌稍微用力（手臂及肩膀的力量要放鬆），像圖88般旋轉手掌，這個做法也反覆做數次。

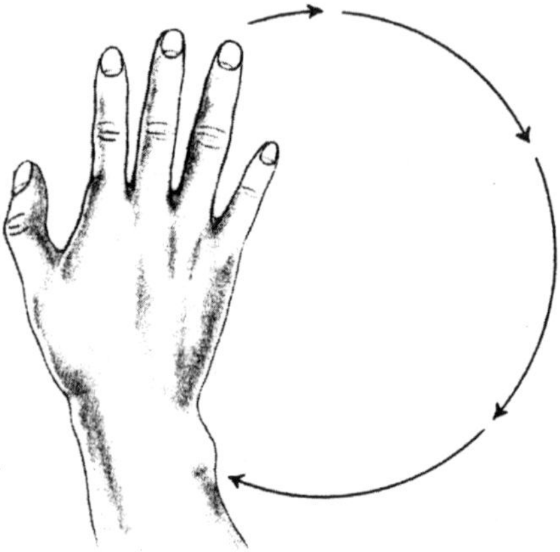
圖87

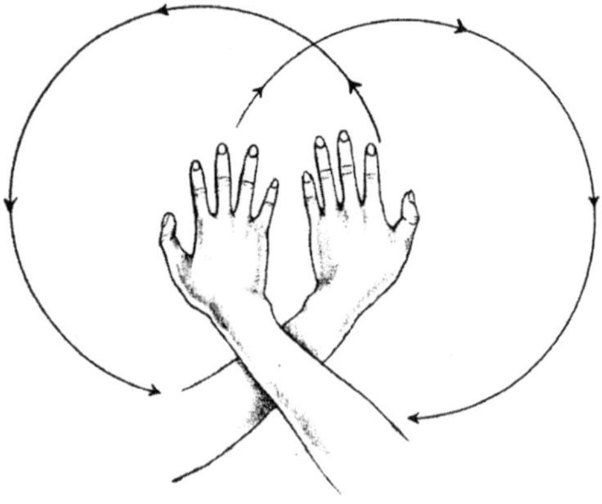
圖88

④做完這個方法之後，如果有後述的靈異現象出現的五種徵兆，以及有異樣感覺的氣塊在手掌附近出現，便以「感覺出靈異事物的技巧」去確定其形象。

## ●引導出的技巧

再找一個具體的對象（場所或人），從對象引導出靈異事物的技巧。當然，這個方法也需要有強烈的力量，如果具備了此條件，即使沒有具體的對象，也能引導出那樣的事物。

①站著或坐著，接著，將手掌朝前伸出。如果是以人為對象時，便將手掌朝向那人。如果是以場所為對象時，便以手掌有異樣感覺的空間，將手掌朝向那場所。

②在手掌產生出氣的感覺，而以吸引那附近空氣的感覺將氣吸引到胸部附近（圖89）。要反覆做這個動作數次。

此時，最必要的是氣的力量需要很強。如果氣的力量較弱，根本就無法引導出靈異事物。

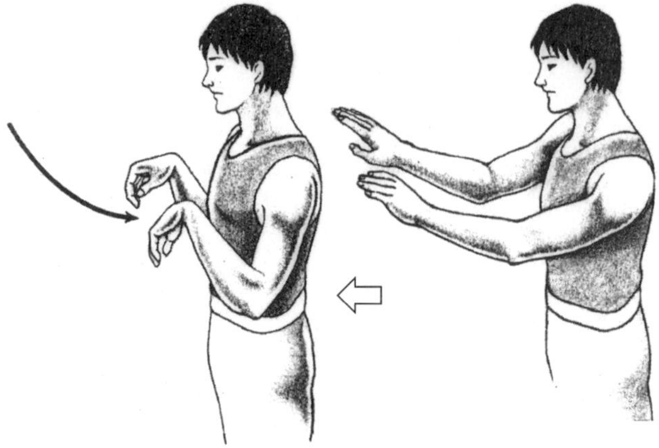
以將空氣吸引過來的感覺，將雙手的氣吸引到胸部附近。

圖89

如果以上述兩種技巧的其中之一產生靈異現象，便會發生如下的徵兆。

## ●靈異現象出現的徵兆

・雖然沒有風，但背部仍有涼颼颼的感覺，不寒而慄。

・背骨有像電流一般的東西往上閃過。

・房間的氣氛突然完全改變，會出現令人嫌惡的感覺。

・開始在房間裡看到像霧或煙一般的東西。

・胸口附近會有強烈而異常的不快感。

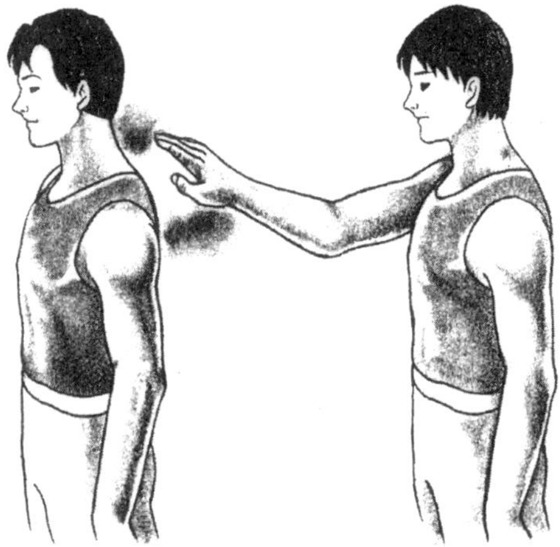

圖90

同時出現上述那些靈異現象的徵兆三種以上時，便表示有可能是靈異現象出現了。有了這些徵兆時，便用以下的技巧去看形象。

## ●感覺出靈異事物的技巧

①如果對象是某個場所時（靈魂不是附在人身上，而是附在某個場所時），先仰起手掌（隔一小段距離），再緩緩地旋轉身體，去探查周圍氣的不同。

②如果對象是人時（附在人身上時），要將自己的手掌遠離對方身體大約數十公尺（圖90），這樣仰起手掌，特別是從後頭部到肩膀以手掌緩緩地探查過

去。

③如上述那樣進行完畢之後，如果手掌能感覺到和其他空間很明顯不同的氣的感覺時，便將手掌停在那裡，慢慢去觀察那種感覺。

靈異事物所發出的氣大多數會有非常冰冷的感覺，所以，如果長時間以手掌對著它，氣會被它奪走。就此意義來說，它和染患了衰退性疾病患者所發出的氣相當類似。

④進一步以雙手摸著發出氣的那一帶，縮小範圍，此時就會感覺到有一股涼涼的感覺，或陰森森的感覺，以雙手追蹤那股氣，便會摸到像氣球一般的氣塊。這便是你所要尋找的靈異事物的所在。

根據經驗，那樣的東西大多數都是像汽球一般不定形的氣塊，但有的東西也能摸到人的形狀。當然，像煙一般形狀不明確、不定形的東西也不少。不過，共通點是一股寒氣，發出令人討厭的氣。就此意義而言，所謂「靈異事物」這個名詞真是再恰當不過了。

當有那樣的東西附在人身上而出現時，它是以稍微離開人身的地方（例如肩膀或頭頂），彷彿另一個東西似的，以突出的形式出現。

無論如何，等到能以手掌感覺到靈異事物的存在時，便要控制它。否則那東西會纏住你，一直以異樣的氣干擾你，會損及你自己極為重要的氣。

## 6. 控制靈異事物的技巧

據說，至少有過一次這樣經驗的人，不知是否因為打開了對靈異事物方面的「電路」的緣故，會開始經常碰上那樣東西。因此，氣會變得不安定，肉體及精神也容易出現異常的現象。

現在所要介紹的，便是為了防止這種情形的技巧。

### ●阻斷靈異事物的技巧

這是引導出靈異事物的氣之後，快要被它纏住時所用的技巧。

①應充分摩擦雙手的雙掌，等到變得相當熱時，再進行氣的感覺化。接著，

再像圖91那樣將雙手向前伸出，使其交叉，以滑過去一般的感覺，橫向張開。等到這樣的動作做完之後，又將雙手回到原來的位置，使其交叉（圖92）。將此動作反覆做幾次。

【注意】此時，手的動作要有擦拭污垢或其他東西的感覺，而手掌要輕輕地用力，向正側面橫向移動。初學者及氣的力量較弱的人，需用雙手同時進行，但具有強力量的人，用單手做也無妨。

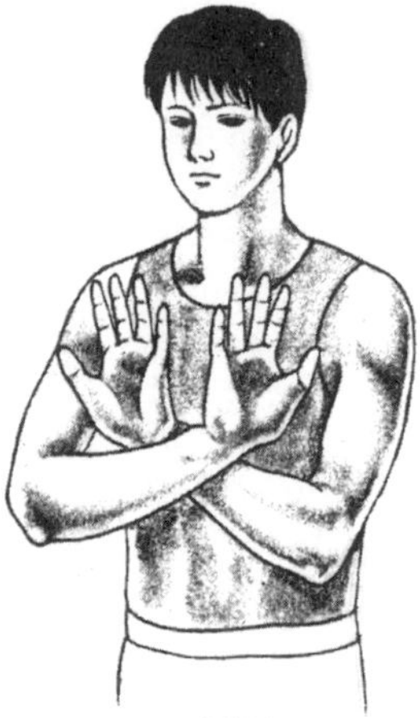

圖91

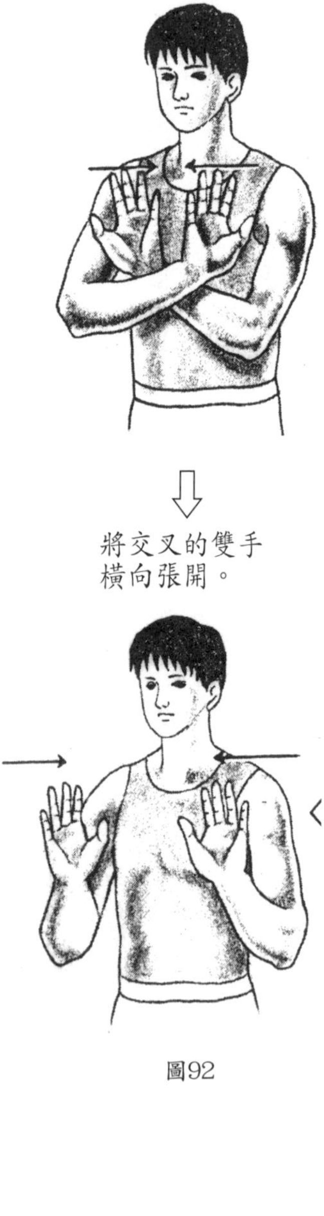


圖92

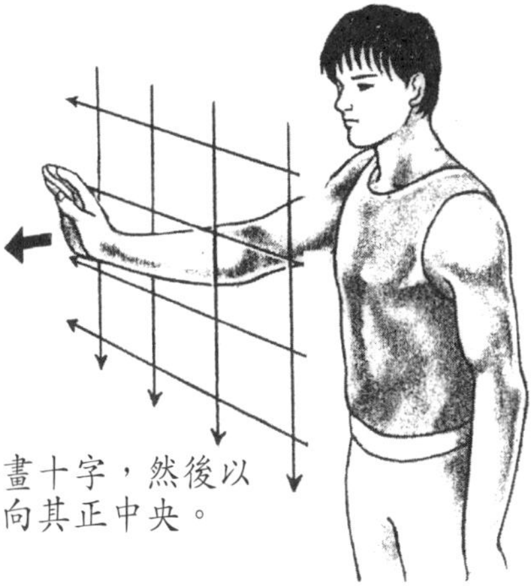


圖93

②除此之外，還有另一個做法，那就是以手掌畫十字，畫完之後，手掌朝向前方用力伸出的方法（圖93）。此方法也相當有效。

但是，倘若只是如此，即使能將已經出現的靈異事物暫時攔阻了，也無法讓它遠離你。如果想要讓它遠離你，就必須使用下面的技巧。

## ●讓靈異事物遠離你的技巧

①坐下來或站著，充分地摩擦手掌，讓它產生氣的感覺。再將雙臂的力量放鬆，使手臂成為一點力氣都沒有的狀態，然後將氣拉引到胸前（圖94）。

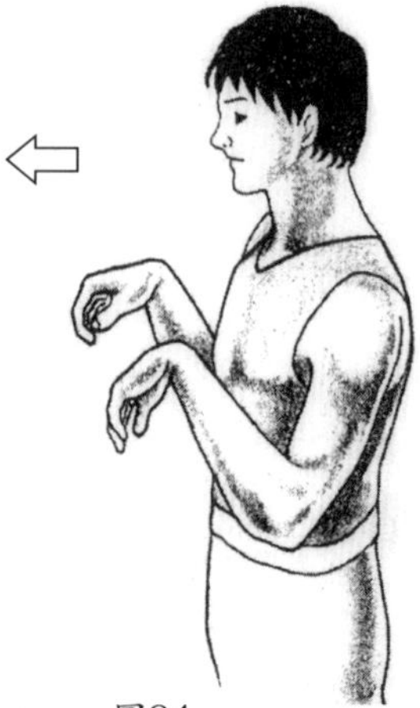
圖94

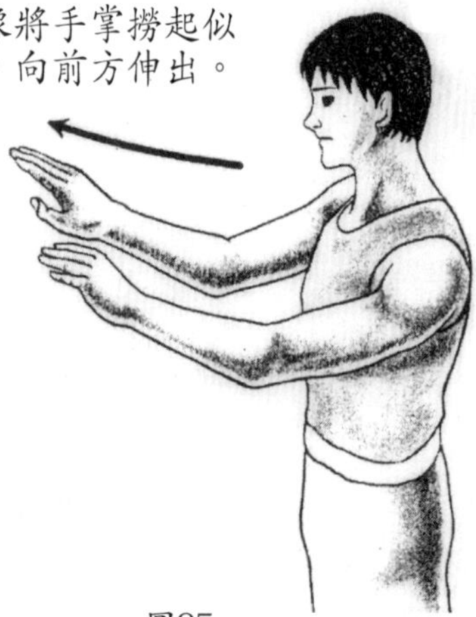

圖95

②好像撈起似的動作，將手掌莊重地向前方伸出（圖95）。接著，使手恢復當初的狀態。趁已經出現的靈異事物尚未消失它的氣之前，要這樣反覆做幾次。

這種技巧的關鍵在於，從當事人的手掌所發出的氣，強弱程度是否能使靈異事物遠離你而去。氣的力量非常弱的人，一旦有那樣的事物出現時，必須讓他長時間進行，才能將靈異事物驅走。當然，氣極端弱的人，一開始便無法引導出那樣事物，所以這點你不必擔心。

以上所介紹的「導引出靈異事物的技巧」和「讓靈異事物遠離的技巧」是相對的，應同時使用兩者，去控制靈異事務。

## 7.使頭腦成為特殊狀態的超速讀法技巧

雖然說可以使頭腦變得更聰明一點，其實也並非一件易事。例如：使記憶力加強、理解力提高、培養出分析方面的能力等，有各種領域的能力開發法，不一而足。不管是任何一個領域，想將它們全都學會非常困難。

一般而言，這些能力似乎是互相矛盾的能力。舉例來說，記憶力強的人，通常理解力都不好。相反地，理解力好的人，不知是否記憶力不佳的關係，有時這種人的生活老是丟三忘四的，很容易誤了大事。至於常有靈光閃過，想出不少好主意、好點子的人，可以說是特殊的人了。

根據經驗，它可以說是結合了一切領域的能力的方法。也就是說，不管在記憶力、理解力、想像力各方面，此方法都是十分優異的開發法。就此意義來說，它和屬於同一領域的超速讀術並不相同。

因為如果使用了超速讀術，即使讀得很快也不一定能完全理解內容。例如，縱然在極端的時間內讀完了理論物理學的書籍，也會發生完全無法理解內容的情形。

也就是說，它在使你能速讀的同時，想像力也靈光一閃似地在腦海浮現，突然理解了書籍的內容，每一字句的意義。

就此意義而言，它是屬於和普通的能力開發法完全不同範疇的方法。也許，可以說是超能力式的頭腦開發法。

為了做到此方法，有如下的若干條件（技巧）：

①要使頭腦呈安靜狀態。

②要使意識成為白紙一般的狀態。

③培養眼睛的集中力。

④看書時不以頭腦去理解，而應以感覺掌握內容。

⑤被需要所逼迫。

大致學會以上五種技巧的任何一種後，就做得到頭腦開發法。無論如何，現在就介紹詳細的技巧，請實際做做看。

## ●使多餘的氣運行頭腦轉得快

氣功法雖然不使用器具，但自古以來即一直在實踐「頭寒腳熱」的原理。那便是現在要介紹的冥想法。它必須以如下的順序練習：

①先將意識集中於呼吸，使頭腦成為睡眠時平靜的呼吸狀態。接著，有氣的感覺的人，便將留存於頭腦的氣往下半身降下，讓它停留於腳底。不太有氣的感覺的人，則將意識集中於腳底，這樣做十五分鐘的冥想。

②氣很難往下降的人（意識無法停留於腳底的人），就必須檢查一下身體處於緊張的狀態中。例如，看看肩膀是否僵硬了，頭部是否太僵硬了，用手摸摸看。

如果有任何異常的感覺，就要用手好好地揉搓一番，這樣去消除僵硬，或進行「練氣功」的招式，尤其是第一式更是有效。

③這樣做也無效的人，可能是患了某種疾病，所以，有必要使用器具。例如，使用頭帶，或使用濕毛巾之類的冷卻用具，將用具放在頭上。或者，下半身

老是冷冰冰的人，便用電爐等器具，使身體暖和。總之，要使頭腦保持冷的，而腳保持熱的，這便是「頭寒腳熱」的原理。

如以上的方法做下去，留存於頭腦裡多餘的氣大都會降下去，所以，可以開始下一個的技巧：

## ●使頭腦成為白紙的技巧

將頭腦裡多餘的氣驅走，頭腦便變得更加清晰。但是，這並不代表記憶力就會增加，也不代表已有理解力。如果要產生這些能力，就要使頭腦成為白紙一般清明的狀態。為此，必須停止平常心中不經意的自言自語行為。

①初學氣功法的人，如果想停止心裡自我對話的行為，就要訓練自己將意識集中於意識。而且不僅是在進行氣法時如此做，連什麼事都不做而發呆，心裡開始自言自語時，都要立刻將自己的意識集中於呼吸，並想一想在何種呼吸狀態下才不會發生自言自語的情形。

②能有氣的感覺的人，心裡一旦自我對話便立刻閉起眼睛，這樣閉著眼睛，

看著眼睛深處。即使並沒有看到任何東西，也沒有關係。同時要查一查，頭部的皮膚及肩膀的肌肉是否有緊繃的現象。

幾乎所有的都沒有注意到，不過，當意識尚未浮現之際，喉嚨的肌肉會產生輕微的緊張狀態。因此，當發現這種現象時，便立刻將喉嚨的緊張感消除掉。

不太懂怎麼做、不得要領的人，當頭腦浮現某種意識時，便將眼睛眨一眨，如有可能，將頭皮的皮膚動一動也很好。

倘若經常都如此有意識地進行，頭腦就容易成為白紙一般的狀態。

## 8. 培養集中力便能瞬間記憶

以上敘述有關使頭腦成為白紙一般狀態的方法。不過，想要獲得相同效果的人，並不需拘泥於此的方法。也可以使用禪及瑜伽中無我的冥想。

無論如何，當你能使頭腦變得像白紙一般之後，接著便要進行培養集中力的練習。

## ●培養眼睛集中力的技巧

雖然說這些是培養眼睛集中力的技巧，但它並不是瞪著眼睛或凝視某種東西的訓練，凝視的主體是意識，而眼睛只不過當作道具之用而已。因此，一點都不會過度使用眼睛，請不要誤解。

①找幾件簡單的地圖、數字（鐘錶上的盤面也可以），或上面描繪某種圖形的東西。這些東西愈簡單愈好。然後做冥想的訓練，使頭腦變得清晰，再去看那作為對象的物體。只瞥一眼便將眼睛閉起。接著仍然閉著眼睛，儘量想起那物體的詳細形狀、情況。

比方說，你看的是時鐘上的數字，要記得時針及分針指著幾點幾分。如果是地圖，要記得道路如何彎曲，什麼地方有橋樑，什麼地方有線路通過，都要儘量記得一清二楚。

當然，一開始就想記起來是不容易，所以必須多做幾次練習。不過，不可以連續兩次使用完全一樣的東西作為對象。

②只是瞥了一眼地圖、地形、文字，便能以相當大的機率想起之後，接著便要準備好報紙及書籍。當然，書本若有文字及圖形最佳。

此時，應先決定用於練習的題材。例如，如果對汽車有興趣便決定用汽車，如果喜歡靈異現象的事物，便以此為對象，也可以像筆者一樣，將有關中國的內容先從書本裡找出來。

決定之後，便以手指一行一行地指著唸，這樣一頁一頁地翻閱過去，很快地動著眼睛。如果在某一頁的某個地方有你想要的資料，便立刻畫線並將小紙條夾進去，將那一頁的頁角折起來。

一直讀到最後，一一回想某一頁有什麼內容，然後打開那一頁確認一下自己的記憶是否正確。剛開始只要能夠想起一點點內容，就算很不錯了。

③等到做得很熟練之後，就不再用手指，只需眼睛即可。最好也不要畫線，只要在你所需要的資料出現時，夾進紙條或將那一頁折起來，這樣一來，便能以很快的速度翻閱全書。當然，並不是快就好，如果以後不能逐一想起某一頁有什麼內容，那就全無意義了。

## 9. 以感覺理解內容的超速讀法的要領

如果你學習了以上的技巧，便能具有超速讀能力，而且能夠閱讀一般人無法想像的許多書籍。

然而，這種技巧唯一的缺點便是：只能應用於能夠理解內容的書籍。對於某人來說並不是專門攻讀的書籍，便無法很快地理解書中的內容。例如，像哲學書籍一類需要理解的書籍，或是外文的原文書，如果用此方法，便幾乎無法掌握那本書的內容。

因此，練習到此階段的人，不妨練習第四種技巧，也就是不以頭腦閱讀，而是以感覺閱讀書本的技巧。

根本上，這種技巧和從字面上去理解的普通閱讀方法有所不同。說得極端一點，文字幾乎可說讀或不讀都無所謂，但重要的是，要讀出那本書每一頁所給予你的感覺。就此意義而言，此方法是最有效的氣功法，若要達到最佳的效果，應以如下的方法練習。

①任何書籍都可以，拿起不是自己正在閱讀的專門書籍。設法感受到從全書所得到的感覺。當然，能有氣的感覺的人，便將它當作氣的感覺去掌握。

②開始閱讀那本書。此時重要的是，不要想以頭腦去理解每一章的文章內容，而要依賴對文面全體所感受到的感覺（或是氣氛），這樣一直閱讀下去。在此階段，速度沒那麼快也無妨。

③長久持續培養這種讀書習慣之後，再去進行前述的超速讀法。如果打開書本只看一眼，便可發現自己所需要的資料，雖自己不懂其意義，但倘若能找到這些資料，你就已經算是學會這種技巧了。接著，就如前述所進行的那樣，將紙條夾進去或將那頁折起來。

等到此方法你做得很熟練之後，很不可思議的是，當你尚未翻開那一頁之前，或僅僅拿起那本書的時候，你便能心中瞭然那本書是否有你所需要的資料。但做到了這個程度，就完全不屬於超能力的範疇。

關於這點，不再進一步作說明。不過，如果利用氣的感覺，連這種能力也做得到，你只要記住這點即可。

另外，這種技巧完全要靠訓練，並不是僅僅這麼做，便能立刻成為頭腦絕頂聰明的人。為了成為頭腦好的人，需要最後的一項條件，那就是被必要所逼迫（有迫切的需要）。

舉例來說，不妨看看那些曾練習過超速讀術的人。雖然獲得那樣的技巧，但並不是每個人都能具有同樣程度的能力。

前述的超速讀法也不例外。也就是說，倘若不是某人對此方法有切實的需要，那就無法將這種能力開發到最大限度。

希望各位在嘗試此方法時，要將這點銘記於心。

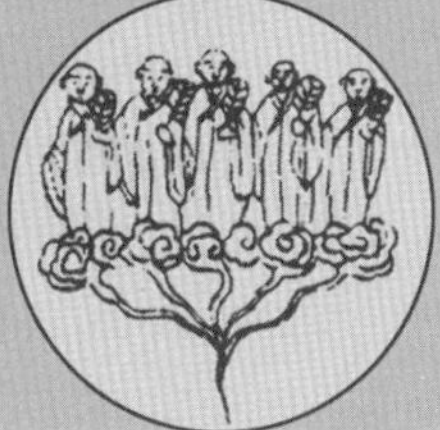

# 第五章

# 超能力氣功法高級技巧

## 1. 使吸取的氣在體內循環並加以控制

在氣的訓練中，相當於中、高級程度的便是：使吸取的氣在體內循環並以意識加以控制的訓練。氣功法稱它為「運氣法」，仙道則稱它為「周天法」。

此方法可分為：以單獨一人使氣循環的方法，以兩人使氣循環的方法，以樹木或電線類為對象而進行的方法等若干種類。基本上，它們全都是一樣的，不過在技巧上還是有所差異，所以下面分別加以說明。

### ●單獨一人進行的運氣法（周天法）

關於這種方法，在前著《秘法！超級仙術入門》一書已介紹過，但它相當於使氣循環並加以控制的訓練中基本中的基本，所以在此再度說明其技巧。請各位當作複習閱讀下去。

①將雙手的手掌分開數公分，而在雙掌之間產生氣的感覺。接著，以意識及

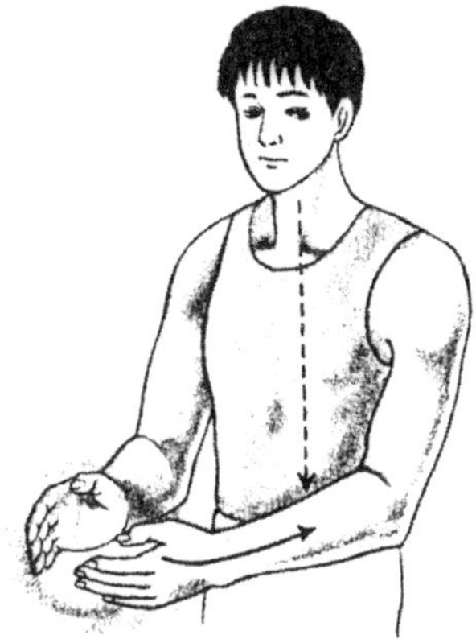

圖96

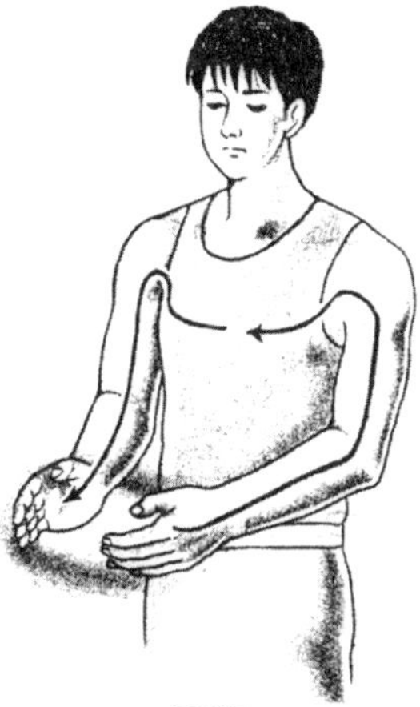

圖97

眼睛（視線）的移動，將那種感覺引進手臂中（圖96）。

②將氣的感覺引進左胸及右胸之間（或是背部）。再使它通往另一隻手臂，讓氣又回到原來的雙手手掌之間（圖97）。

③將氣停留於兩胸之間的中心點，從那裡以意識使它向下腹的丹田降下。然後，按丹田→會陰（性器和肛門的中間）→尾骶骨→背骨的順序將氣引導過去，最後使它上升到頭頂。

④將氣的感覺暫時停留於頭頂。冥想後，接著沿著身體前面的正中線，讓氣回到胸腔裡去（圖98）。到此為止的一周，

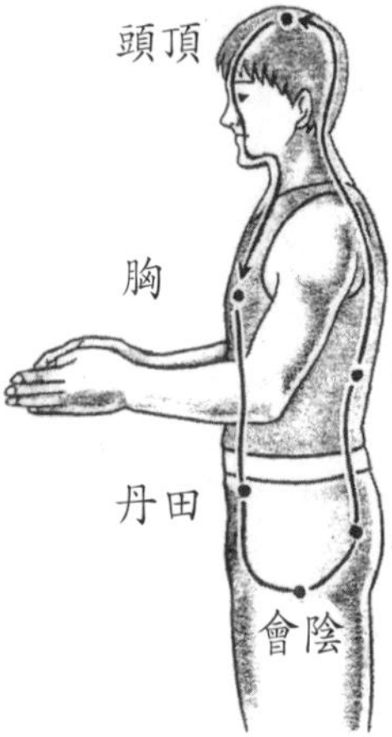

圖98

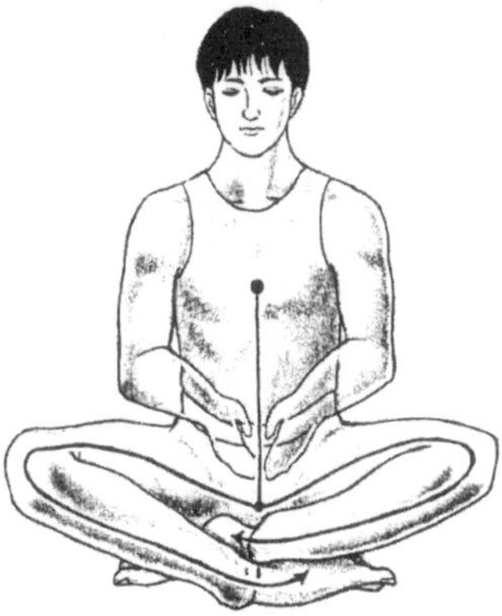
圖99

在仙道中稱為小周天。

⑤能使氣在身體前後循環一周後，接著使這股氣循環到胸腔→丹田→會陰，然後將它引進雙腳，一直到腳底（圖99）。再將氣暫時停留於此，冥想一番，再讓它回到會陰或尾骶骨，最後再讓它沿著背骨上升。此時，使氣循環的路線從腳的內側或外側開始都可以。

⑥另外，此時應採取雙腳的腳底併攏貼在一起的姿勢，這樣使氣在體內循環一周，將氣引導到會陰或尾骶骨去，接著沿著背骨上升也可以（圖100）。這相當於仙道所謂的全身周天（並不是大周天）。

這樣去做以意識去控制氣的方法（運

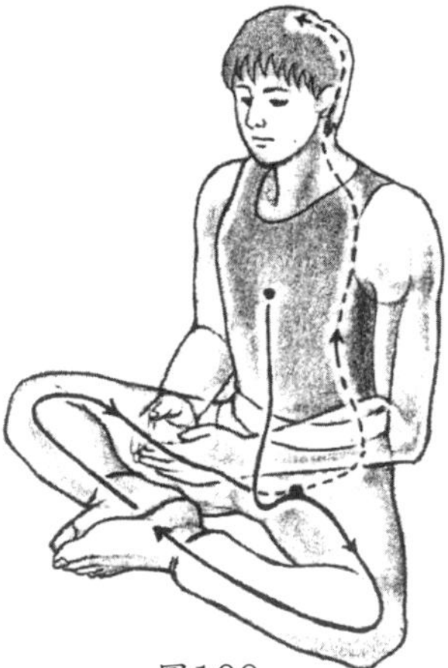

圖100

氣法）之後，如果想要進入更高的階段，就要強化身體所循環的氣。一般在仙道稱它為內功法（意識的集中及呼吸法），而普通的氣功法，則是以外功法（呼吸法及身體的活動）去達成這項目的。

無論如何，這些已在前面介紹了其訓練法，在此只介紹第三種方法，也就是吸取外界之氣的強化法。這也和前述的方法一樣，可分為以人為對象、以樹木為對象、以熱源及電線類為對象等三種，以下便分別加以說明。

首先介紹以人為對象的方法，要進行這種方法時，必須先知道，你想要吸取氣的對象是否為適當的人選。否則，吸取之後會受到邪氣的影響，也許身體及精神會因而發生問題。

另外，關於這點已在前著《秘法！超級仙術入門》述說過，不過為了初次閱讀的讀者，現在我再敘述一次。

## ●吸取氣時適當的對象

①健康且彼此都很投緣的異性或同性。
②家人、親戚。
③精力過剩的人。

## ●吸取氣時不適當的對象

①生病的人、倦累的人。
②有討厭的感覺(包括不投緣的人在內)。
③皮膚有污垢的人。
④容易動怒的人。
⑤性格不好的人(自我太強的人)。

這樣列舉,也許有人會反駁說:是否必須那麼嚴格遵守以上的條件,因此下面便舉一個例子作說明:

筆者以前常以數人為對象進行氣的吸取法的訓練。很有趣的是，進行這種訓練時，能很清楚地感覺出每人的性格（嚴格地說應包括人的體質、健康狀況）。舉例來說，只依據自己所需要的量便吸取多少的人，覺得只吸取別人的氣不好意思，又將相同的量還給對方。無論是邪氣或其他任何的氣，只要是別人的氣就要吸取的人，都很能表現出一個人的個性。

在那一群人中，有一位田先生是開班傳授導引法的老師。他對氣的吸取有非常強烈的慾望，只要是別人的氣，無論是邪氣或其他任何的氣，都想將它吸取過來。因此，當大家在進行訓練時，每個人都完全排斥他，經常對他敬而遠之。

然而有趣的是，在那一群人中，有一位李先生只以邪氣便能進行全身周天的強者。他反而擅於將邪氣送給別人，而在進行這種訓練時，他會立刻將邪氣送給對方。當然，受到這股氣的人，會有頭痛及不快感等感覺。

當讓包括這兩人在內的數人彼此都進行氣的輸送時，剛開始時大家都被田先生取走氣而覺得有一股寒氣，到了最後，李先生的邪氣全都被逼到田先生那兒去，而田先生便引起了嚴重的頭痛現象。

筆者看見這種情形，經常都捧腹大笑。

在練習氣功法時，這種例子就像家常便飯一樣，任何時候都會發生，所以並不稀奇。

如果讓兩個人一對一去做「對人周天」時，常有人說，吸取氣時別人將邪氣送給自己，引起極大的騷動及不安。

大部分的時候，都是這兩種模式，也就是若非氣不足的人單方面吸取氣，便是邪氣較多的人將邪氣送給別人。尤其值得一提的是被鬼魂附身的，這種人會無止盡地吸取別人的氣。

不過，等到修行的階段達到相當程度時，便能產生氣來阻擋對方的氣，或是吸取邪氣將它轉化為正氣，所以，已經達到這個階段的人，就不會再拘泥於這種事。但是，尚未達到這個階段之前，應嚴格地選擇對象，否則只會受到極大的傷害而且效果也不佳。

## 2. 製造不可思議的氣而引導出超常現象的對人周天

關於以人為對象氣的吸取法的訓練，其技巧可以說是前所敘述的「兩人同時進行的氣的感覺化訓練的技巧」的延伸，因此，在此接續前面所說的內容來說明訓練法。

### ●兩人同時進行的氣的循環法——對人周天

這是和練習時有共同合作的對象時所使用的方法。誠如前述，作為對象的那人，最好是敏感的人或多少練過氣功法而懂得氣的原理的人。如果你的身邊根本沒有這樣的人，就不要進行此練習，應進行以下以樹木為對象的訓練。

①和對象面對面，彼此將手掌離開數公分。此時，手勢是雙方都以雙手的手指朝上而相對的型態（圖101）。接著是其中一人，手掌朝上，另一人的手掌朝下的型態（圖102）。

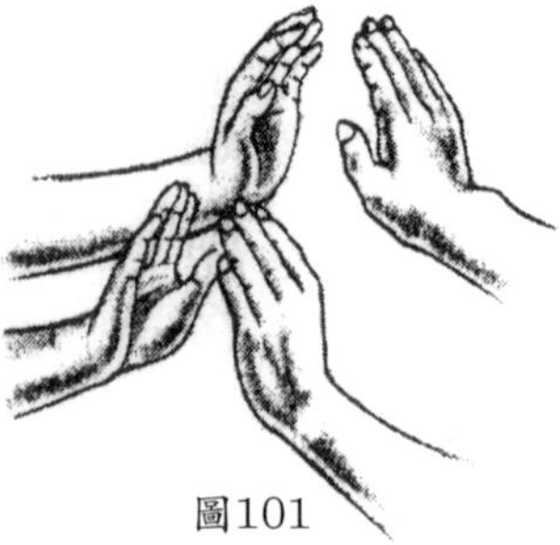
圖101

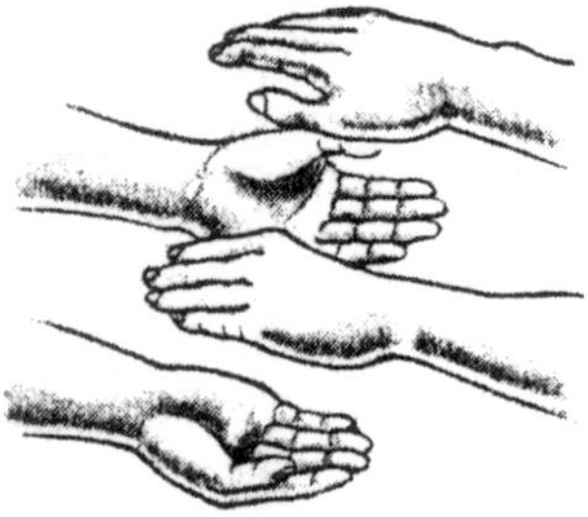
圖102

②以意識及眼睛的移動（視線）將對方的氣吸取過來。不過，不要像前述那樣在手肘附近便停住了，應讓它通過手臂，接著通往胸口。

如果覺得胸口附近有暖和感或充實感時，這個訓練便算成功了。當然，也必須詢問對方當時有什麼樣的感覺。

③不要將氣引進胸口，應讓這股氣從胸口附近通過，再經由自己的另一隻手臂，這樣向著面對自己的對方的手去。

④就這樣以自己的意識將氣引導到對方的胸口或背部，讓氣從對方的另一隻手臂再回到自己的手來（圖103）。

⑤做了這樣的一周一次，如果對方說有那種感覺時，接著也要請對方一起配合氣的動態，集中意識，以兩人的力量氣周轉好幾次。

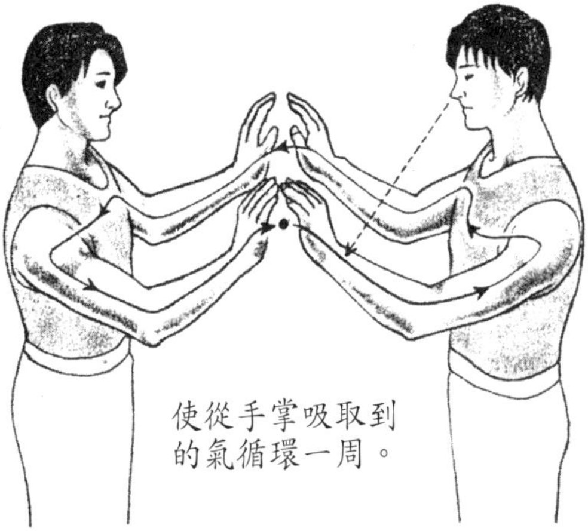


圖103

這樣去進行時，兩人的氣就會被強化到單獨一人進行時，根本無法比較那麼強烈。

【注意】倘若這樣進行而氣停留於其中一人的體內，或停留於一人體內而單方面吸取對方的氣，便表示那人的肉體或精神有異常，不可以再繼續訓練下去。

這種類型的人，應進行下面的吸取樹木的氣的方法，吸取電線類的氣的方法，或是仙道的內功、練氣功，設法更充實基礎性的氣。

等到能自由自在地經由手臂讓氣周轉一周時，接著就要用手臂讓氣循環一周。就此意義而言，這相當於氣功法的高級訓練，筆者則稱它為「兩人周天」。

## ●彼此互相給予、取出氣的訓練——兩人周天

①兩人面對面（其中一人背向對方也可以）坐下來或站著，接著彼此決定氣的循環方向，而其中一人從頭部發出氣，然後經由空中，使氣進入對方的頭部。

②對方知道這股氣已進入頭部時，就這樣讓氣降下到下腹部（丹田）去（經過身體的中央），進一步將它引進地面，讓氣進入對方的腳部或坐著的臀部。

③先發出氣的人，只要有這種感覺，就將它引入自己的體內，接著讓它升上頭頂，送給對方。像這樣，在兩人中間循環數次（圖104）。

④暫時這樣做了之後，接著使循環的方向往相反的方向循環（先發出氣的人從臀部或腳部將氣送入地面再送給對方），這樣去進行兩人周天。

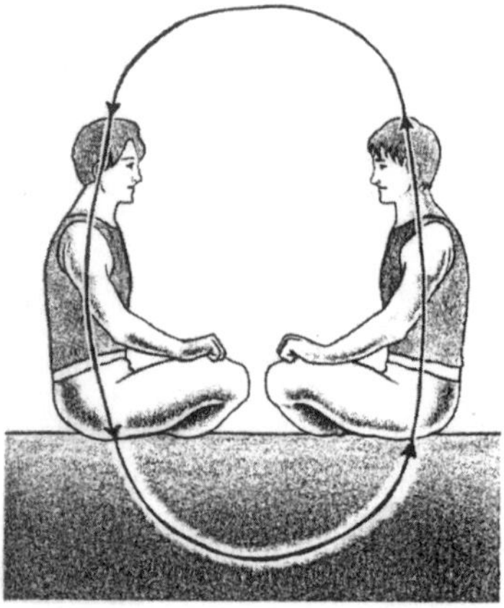

圖104

## ●多人同時進行的對人周天

等到學會如何進行兩人同時進行的對人周天之後，接著不妨以很多人為對象去做做看。人數愈多，愈能加強氣的強度。

此時，彼此的手已經可以不必放開，緊緊地握住緊鄰自己的那人的手，並決定讓氣循環的方向（圖105）。當然，也可以不將手牽起來，而僅從彼此的頭部或臀部將氣送入，讓氣循環下去（圖106）。

不過，正如前述的例子，如果其中有人有某種問題（疾病等）時，效果就會大打折扣，甚至功虧一簣，所以必須嚴格選擇對象。

最好是組織或成立一個氣功法的研究團體，而眾人都大約練了半年的氣功，使每個人有大致相同的氣的狀態，然後再開始這種訓練。這樣一來，就不會那麼容易發生問題。當然，每個人的個性是很難改變的，所以，想要百分之百解決這項問題並非易事。

當數人（多的話數十人）同時進行對人周天時，可能是由於眾人的力量具有

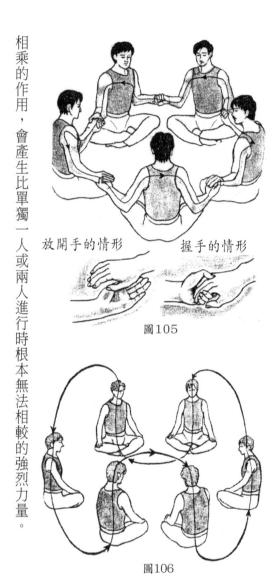

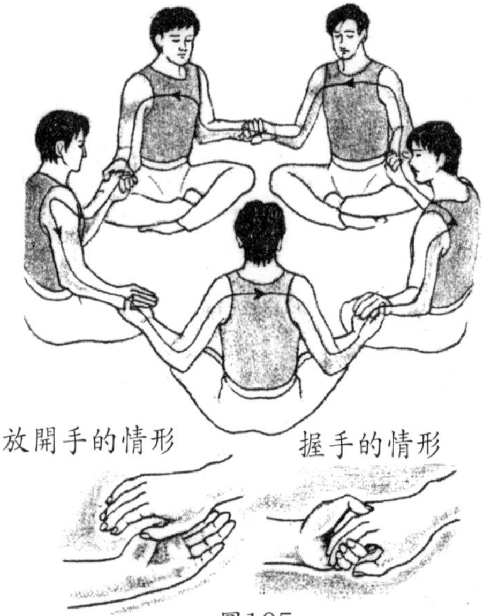


圖105

圖106

相乘的作用，會產生比單獨一人或兩人進行時根本無法相較的強烈力量。

## 3. 以樹木、熱源、電線類控制氣的方法

做完了以兩人進行的使氣感覺化的訓練之後，或是沒有對象可一起進行的

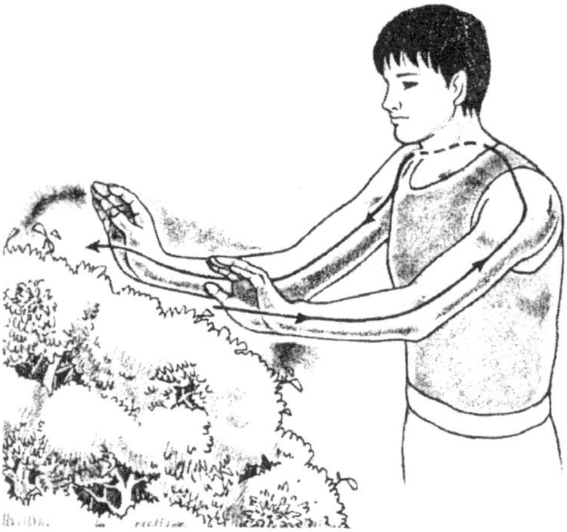

圖107

人，可以開始進行下面的訓練：

## ●利用樹木的氣的運氣法

①站在發出強烈氣流的樹木前面，將雙手的手掌朝向這股氣。

②從其中一隻手的手掌吸取這股氣，經由手臂將它送進背部（或是胸部），接著再讓它通往另一隻手臂，最後，從另一隻手的手掌發出氣（圖107），也就是說，經由手臂讓氣循環一周。

③這樣做完之後，接著讓氣從手臂通往胸部。從那裡開始向下腹的丹田降下。然後以開頭所敘述的「單獨一人進行的運氣法」的要領，讓氣循環一周。

這確實是仙道所謂的小周天，不過，它的要點在於：僅吸取外界的氣。每天都進行一、二次這種訓練，使自己能以意識完全控制氣。能控制氣的人，便進行下一個製造障礙的訓練，以阻擋邪氣，進入中、高級的應用法。

如果很難順利練習到此地步的人，就改用下面的練習法試一試。

## ●利用熱源的氣的吸取法

一般而言，利用熱源的方法只適合於體弱者及寒性體質的人，對於氣僅有熱的感覺的人也很好。

關於利用熱源這點，只要是會發熱的任何物體都可以。如前所述，電熱氣、紅外線治療器、電被爐、瓦斯爐、暖氣及炭火功所使用的炭火、太陽，都是很好的熱源。不過，最近流行的溫風電器類就不是理想的熱源了。

那是因為，那些器材隨著熱也有風吹過來，而將氣的微妙感覺吹散掉。

等到準備好會發熱的器具或對象之後，便開始進入這種訓練。

①以手掌朝向熱源。距離自己任意決定，不過，最起碼手應離開十～十五公

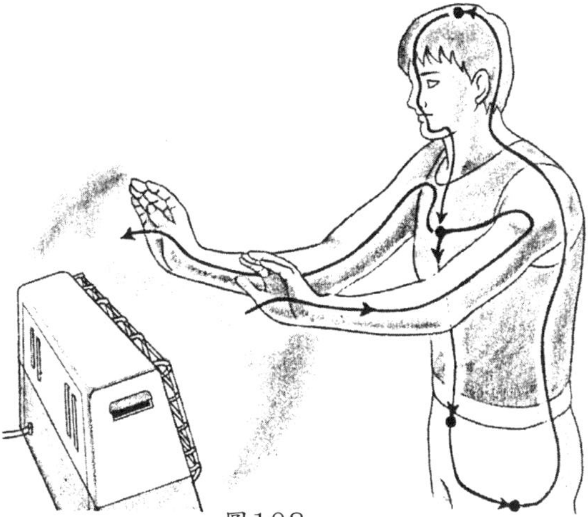
圖108

分，放在能以手掌感覺熱源或距離二十～三十公分的地方，用手去調整溫度。

②就這樣以熱源使手掌充分暖和。接著，等到手掌的溫度明顯地比其他皮膚部位來得高時，便以意識將這股熱感引入手臂裡去。進行這種訓練的要領，和前面吸取樹木的技巧是一樣的。

③將這股熱感引入手腕附近，接著用眼睛的動作（視線）使它經由下手臂、手肘、上手臂，這樣一直將它送到肩膀去。如上所述，將熱感引進胸前（兩個乳房的中間）。然後，以讓樹木的氣循環一周的訓練要領，將它送到丹田、背部，讓它在全身循環一周（圖108）。

④但是，虛弱的人、寒性體質的人、患有慢性疾病的人（或不斷感覺有寒氣的人），為了改善體質而進行這種訓練時，應先將氣送到丹田、會陰、命門（位於腰部的穴道就在肚臍的正後方）、湧泉（腳底凹處的上端）等部位，讓氣停留在這些部位。再陸陸續續追加新的氣。這樣改善體質之後，才開始小周天的練習。否則這股氣會集中於上半身，有時反而會因此使症狀更加惡化。

⑤很難將熱感引進手腕的人，是因為手臂的經絡受到阻礙的緣故，所以應進行練氣功的第二式旋腕、旋掌、單人粘勁（關於練氣功，請參照一一八～一二二）。一開始就有氣的感覺的人，不妨直接開始進行吸取電線類的氣的訓練。

## ●從電線類吸取氣的訓練

①如在用電線類使氣感覺化的訓練所進行的方法，先以一隻手拿著電線的部分，使插頭的部分朝向另一隻手的手掌。接著，去感覺從那裡所發出來的氣。

②以一隻手握著插頭的部分（另一隻手應輕輕握成拳頭放在大腿上）。然後，以意識將從插頭部分發出的氣引導到手臂去。引進手臂之後，又將它引進胸

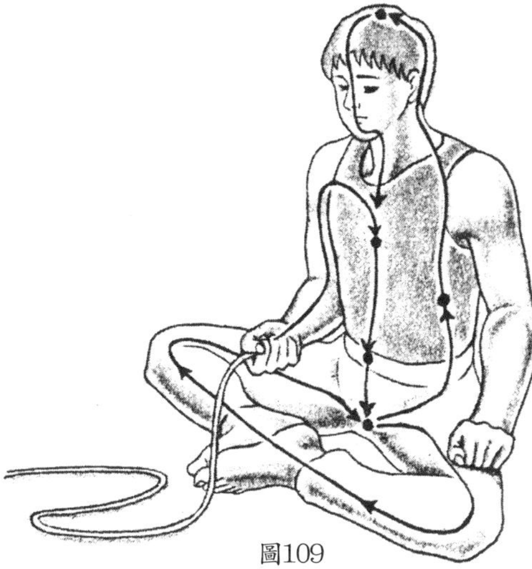

圖109

口，以從樹木吸取氣時的要領，依丹田↓會陰↓尾骶骨↓背骨↓頭頂的順序，讓氣一直上升。在頭頂稍微停下來，冥想一番之後，經由身體前面回到胸口去。

③暫時做了以上的訓練之後，等到能以意識完全控制氣的移動時，便讓氣經由會陰通往腳部。此時，應使雙腳底貼在一起，以此型態使氣更容易通過。然後讓氣循環一周，使它通往會陰或尾骶骨去，沿著背骨上升。

也就是說，按照胸部↓丹田↓會陰↓右腳或左腳↓另一隻腳↓會陰↓尾骶骨↓背骨↓頭頂↓胸部的路線，依序漸進（圖109）。如果能完全做到第③項，便接著進行下一個訓練。

## 4. 製造阻擋邪氣的障礙

已經做完了從樹木吸取氣的方法、從電線類吸取氣的方法，也已經能自由自在地讓氣在身體特定的循環的人，現在便要開始進入完成的階段，也就是從全身發射出氣去製造阻擋邪氣的障礙。

這在仙道氣功法中，稱為全身周天。學會了這種超能力式的氣功法之後，不僅能做到幾乎所有的事情，也能形成阻擋來自外界邪氣的障礙。想要正式獲得這方面能力的人，至少要精通此階段的方法。否則一遇到邪氣時，身體及精神都會遭受傷害。

如果是已經精通了對吸取的氣加以控制的人，無論是以人、樹木或電線類為對象時，也都能做到。而其技巧，無論使用任何對象也是一樣，所以在此只介紹以樹木、電線類為對象時的方法，以供各位參考。

首先是以樹木為對象吸取氣的方法。

## ●為了使樹木的氣充滿全身而製造障礙的訓練

①以樹木（熱源也一樣）為對象時，應以雙手的手掌向著樹木。接著，將手掌移向各處去探尋發出最強的氣的地方，將手掌固定在那個位置。

②其次，吸取從樹木發出的氣，引進手掌裡，依左胸及右胸之間↓丹田↓腳下的順序，讓氣由腳底進入地面，接著，讓氣經由樹根、樹幹再度慢慢回到手掌去（圖110）。也就是說，讓氣在自己和樹木之間循環著。以此路線做了幾次之後，接著便向相反的方向同樣做幾次，這在筆者的仙道中稱為對物周天。

③等到能用手掌進行對人周天之後，

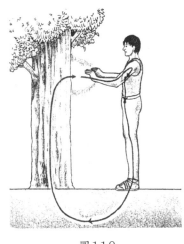

圖110

接著試一試不用手去做的方法。

做法是：鬆弛全身的力量，使兩隻手臂無力地垂下，站在樹木（低矮而茂盛最佳）的前面。從頭部吸取樹木所發出的氣，將它引入身體（路線由前面或後面開始都可以），這樣讓氣一直往腳下降下，從腳底進入地面，而以第②項的方法去做（圖111）。

④能做到這種程度時，便很簡單了。接著放鬆力量，站在樹木（茂盛的葉叢下）前面。此時，全身應該能感覺到氣的存在，因此便以意識去吸取全身的氣。尤其是從腳跟吸取的方法。身體繼續保持鬆弛的狀態，接受從腳跟升上來的氣的感覺，不久之後，體內便會充滿了樹木強烈的氣。

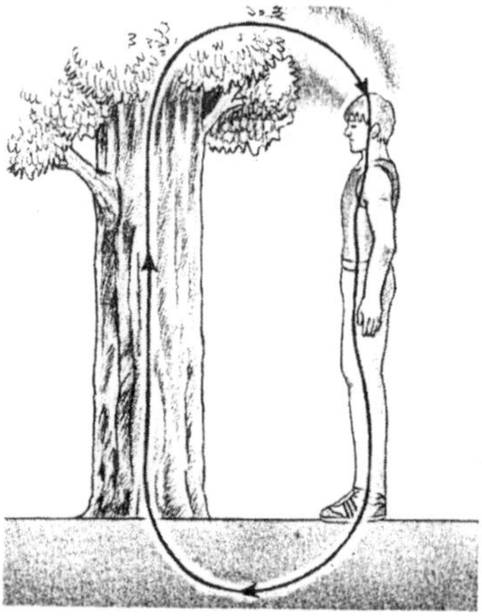
圖111

在樹木進行練氣功的方法之後，這種感覺會特別顯著。

⑤最後，以意識放射出充滿於體內的氣，這樣便能形成氣的障礙，而能阻斷來自外界的邪氣。

## ●使電線類的氣充滿身體而製造障礙的訓練

①先以一隻手拿著電線的插頭部分，或將它夾在腳趾間（圖112）。接著，以意識吸取從那裡發出的氣。

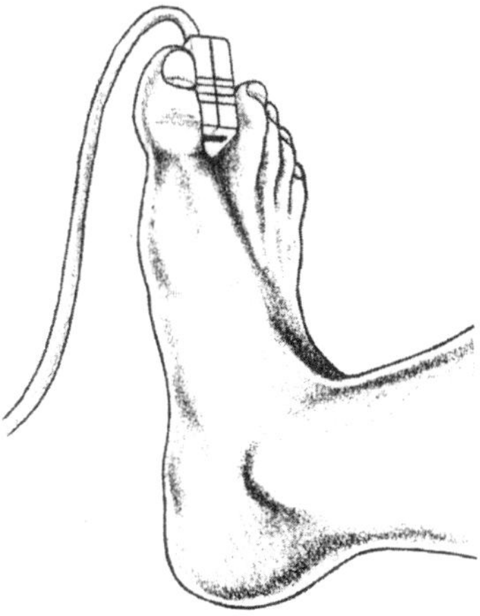

圖112

②鬆弛全身的力量（尤其是肩膀及手臂），將這股氣引導到胸部（以手進行時）或會陰（以腳進行時），接著，沿著背骨上升到頭頂。然後，一直使這股氣向手或腳的末端降下。此時，氣會自然地充滿全身，變得很強烈。再來只要以意識將它放射出去即可。

【注意】即使如此進行，也很難使氣

充滿全身的人，那一定是因為身體非常僵硬（也就是經絡被阻塞了），或是未善加消除精神上的緊張，所以，不妨好好地做一做練氣功的方法。

前述的吸取樹木的氣的訓練，和這種訓練是互補性的東西，所以，不妨將它們搭配一起進行。舉例來說，天氣好且暖和的日子，便進行以樹木為對象的訓練，下雨且寒冷的日子，則進行以電線類為對象的訓練。

除此之外，利用熱源、金字塔力量、神秘的圖形及寶石為對象進行訓練時，訓練法和以樹木為對象時一樣。

無論如何，等到完成這兩種訓練之後（無論任何一種都可以），接著便應進行下面的高級應用法，以磨練自己的技巧。

## 5. 從陌生人吸取氣的高級技巧

在超能力式氣功法之中，幾乎可以說都是像魔術一般的方法。舉例來說，以分開的狀態而控制別人性慾的技巧，以氣的力量使異性的心朝向自己的技巧，使向自己而來的邪氣移給別人的技巧，種種技巧不一而足。熟練之後，便能控制從任何物體發出的氣，這樣說並不會言過其實。

這樣的應用法，有若干階段，其中最基礎的是從離開自己的人吸取氣的氣，所以先從這個方法開始介紹。

這是一個十分方便的方法，在無法利用樹木及電線類的通勤捷運上，以及其他有人群的地方都可以使用此方法，例如，學校及辦公室都是不錯的場所。

此方法也成為「使意中人的心向著自己的方法」、「使自己避開來自對方的邪氣的方法」等應用性的氣的控制進行之前的基礎練習。總之，其應用範圍相當廣泛，所以應善加練習，做法如下：

①適合於進行此方法的場所是通勤捷運、巴士、學校的教室、辦公室等。人群只是達到某種程度，而且一動也不動地留在原地的人，都是最佳的對象。

像路上、車站、百貨公司等場所，因人不斷在移動，而且對象很快就會走開，所以只限於非常熟練的人才可以做（也就是說，吸取氣必須在瞬間完成，對初學的人來說並非易事）。

②現在，在這些場所中找出一個適合的對象，便可開始訓練。

當然，此時的對象是指「適合於吸取氣的」一節中所提及的「年輕而富於精力的男女」。因為這樣的人，縱然是氣被別人取走了，也能立即恢復。所以，千萬不要以中老年已經很疲倦的人為對象。

③決定對象之後，便先將自己的意識集中於對方身體的某一部位（例如：後頭部、手臂、背部等等），身體的任何部位都可以。

此時，眼睛（視線）絕不可以朝向對方。不然的話，無論你如何想以意識去控制對方的氣，吸取過來，對方也根本不為所動，而且對方更會排斥你所發出的意識。

最好是以側眼看著對方，裝作若無其事的樣子。即使兩人正面相對、四目交接，也要假裝一點都不在乎的模樣。

④這樣從頭頂經由空中將氣吸取過來。否則，直接朝向對方或自己的身體整個向著對方而吸取對方的氣。要領是和吸取樹木的氣時一樣。等到心情或身體覺得有充實感時，便可停止。

⑤下面是按照場所別吸取別人的氣的要領。

**・客滿的捷運及巴士**

在這些場所中，不能拘泥於對象，總之，要從自己身旁的人開始，以身體與身體互相接觸的狀態吸取氣。如果想從特定的對象吸取氣，只要接近即可。

這是仙道中房中術的一種，且最容易吸取氣。不過，如果以手碰觸對方的身體，很可能被誤認為色狼，所以各位千萬要注意，不要輕舉妄動！

**・乘客不多的捷運及巴士**

如果有適當對象坐在座位上時，就站在那人的面前，從身體的正面或頭頂吸取那人的氣，讓氣充滿自己的全身。如果對方的旁邊有空位，那就坐下來，和客滿的捷運一樣，直接從身體吸取氣也可以。

**・教室、辦公室、公園**

這和乘客不多的捷運是相同的要領。以位置來說，不僅是坐在對象的旁邊而已，有時是坐在背面或面對面而坐。無論如何，吸取氣的方法是以身體全體吸取，以兩人周天的要領經由頭部吸取過來。

方法。

⑥等到習慣了從任一對象吸取氣的方法之後，接著去進行從多數人吸取氣的方法。

【方法】以意識從自己全身去吸取周遭所有人的氣。由於對象有很多人，所以開始時很不容易利用意識，但只要習慣之後，便能在短時間將氣完全吸取過來。尤其是在客滿的捷運裡，這種方法最適合了。

不管怎麼說，如果熟練了這種技巧之後，無論任何環境及任何對象也都能完全吸取氣。當然，也有例外的時候，在那種時候應阻斷對方的氣。

關於阻斷的方法，是排斥對方的氣，不要讓對方取走自己的意識，或使用後述的「使邪氣朝向別人避開自己的技巧」，這樣讓對方的氣流移開。

## 6. 以氣功法控制性能力的方法及應用法

現在已經介紹了從陌生人吸取氣的技巧，接著介紹一個更高級的應用法。說明以氣控制對方的性慾並吸取氣的方法，也就是仙道中所謂的房中術的氣功應用。

一般而言，人們所知道的房中術是一對赤裸裸的男女彼此互相擁抱著，使性器的部分結合在一起，從中吸取對方的氣（或彼此互相吸取對方的氣）的方法。

由於在各種各樣的房中術典籍中，都有這樣的記載，所以，被人們視為一種絕對性的方法。但事實上，如果從正式的房中術來看，這只不過是其中的一部分而已。

嚴格來說，這並非稱為「精」的房中術，而是不太有氣的感覺房中術仙道的初學者所使用的方法。

房中術除此之外，還有稱為「氣」的房中術及「神」的房中術這兩種不同的方法。這三種方法的不同點如下：

**・使用「精」的房中術**

這也可以稱為「性」的房中術。是讓對方呈性的興奮狀態，而在達到高潮之際（男性為射精，女性為高潮），吸取氣的方法。

男性從女性吸取氣時，是一再重複將男性性器向內收縮的動作，而女性從男性吸取氣時，應做縮緊女性性器的動作。

由於方法十分具體，所以任何人都能做，不過，因為此方法主要是給不太有氣的感覺的人用的，尤其是初學者，所以即使自己以為已吸取了氣，但實際上多半是失敗的例子。

### ・使用「氣」的房中術

這是直接從對方吸取氣的方法，和本書所提及的氣的吸取法，大致上是相同的。不過其缺點是：沒有氣的感覺的人，根本就無法這麼做。有氣的感覺的人，即使兩人不赤裸身體彼此互相擁抱著，也一樣進行此方法。當然，以讓對方興奮起來這個意義來說，進行性方面的儀式（技巧）還是比較有效。

### ・使用「神」的房中術

這是比使用「氣」的房中術更高級的方法。不僅是「氣」而已，連對方的「神」（意識）都取來的方法。如果被對方這麼做，當事人會暫時地失去慾念及感情。

以上三種方法中，最困難的便是使用「神」的房中術，而其餘兩種方法的困難程度則大致相同。

無論如何，如果想正式去做，這些方法都只限於很有氣的感覺，而能隨心所欲地控制氣的才能做。

不過，下面所要介紹的技巧，全都是將過去的房中術方法改為現代式，創造出新的方法而來的。就此意義來說，與其說是房中術，還不如說是使用氣功法的性能力控制來得比較確實。

## ●在性行為的興奮狀態下進行氣功房中術

這是在有性交對象時使用的方法，也就是所謂的使用「精」的房中術。無論男性、女性的技巧大致都相同，所以在此是由男性主導的方法介紹起。

①裸露身體，彼此面對面好好地看著對方，先使自己興奮起來。接著，男性應仔細地愛撫女性的身體。

如果有人說這樣做太麻煩了，精力會立即耗盡，這種人可以說完全和房中術無緣，也沒有必要再閱讀下去。

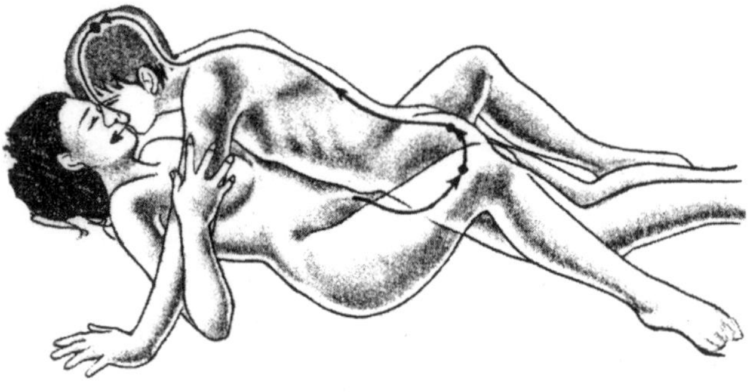

將對方的氣引進自己的體內，一直引導到頭頂，然後從嘴巴送還給對方。

圖113

②充分讓對方興奮之後，便要和對方的肉體結合在一起。開始時，和平常一樣做快速的抽動動作，使對方的興奮狀態進一步提高。不過，即使此時對方要求達到高潮，也不要一口氣達到高潮，應在適當的時間停止動作。

③仍然在擁抱的狀態下，彼此以嘴唇接吻。接著，從男性性器以意識將對方的氣引進自己的體內，就這樣依會陰→尾骶骨→背骨→頭頂的順序引進。然後，從嘴巴讓氣回到對方的體內（圖113）。

④這樣做完之後，便以意識使氣經由對方的身體，從女性性器那裡再度吸入自己的性器。以此作為一周，重複做幾次。

接著，移動氣使它改變方向（從男性性器出去，先經由女性的身體，然後從自己的嘴唇吸入），這也同樣重複做幾次。

⑤這種訓練是否能成功，只要看從女性性器吸入氣時，或向女性送出自己的氣時，是否使對方產生微微的興奮反應便可知道。

不過，如果對方是個極其遲鈍的人，或自己所循環的氣僅是一種錯覺時，即使如何做，對方也不會產生如此的反應，所以應暫時停止，好好地做一次運氣法（周天法）的基礎訓練，然後再度挑戰。

⑥如果女性出現微微的興奮反應，接著不僅是讓氣循環而已，應使氣停留於身體各處（例如：乳房、腹部、性器等處），而以意識練氣或加強氣的程度。這樣做，對方應該會愈來愈興奮。

等到對方的快感達到最高潮時，便從男性性器一口氣吸取她的氣。

不過，如果只是單方面的吸取，會傷害到對方，所以，至少有一半應送還對方。

## ●射精時的注意事項

**・由於熬夜工作過度的關係，而產生性的興奮狀態時**

這是交感神經異常亢奮，而實際上氣虛（不足）的狀態，所以，絕不可有性行為。

**・喝酒後**

由於身體內部產生熱氣，所以毛細孔放大，而且氣一直在發散的狀態，會成為讓氣進一步散失的原因，應避免射精。

**・天氣惡劣非常寒冷的日子**

在這樣的日子中，身體對於氣溫的降低已呈抵抗的狀態，所以，此時如果性交，還是會變成氣虛，應儘量避免。

**・濕氣特別高的日子，連續下雨的日子**

氣似乎和身體的電氣有著密切的關係，當氣候乾燥時，氣的力量便升高，當濕度較高時它又降低，有如此奇妙的性質。因此，在濕度非常高的日子從事性交的人，氣的力量降低的情形會變得更嚴重，最好能避免。

**・未成年的人**

男性十七歲以下，女性十五歲以下的人，絕不可進行「使用氣的房中術」。那是因為，在此時期之前還保持著稱為元精（先天的氣所構成）的物質，如果進行使用精的房中術，這種珍貴的元精會完全消耗殆盡。

其負面影響便是，即使以房中術稍微從對方吸取了一點氣，也根本無法挽回、彌補自己本來的氣，這點應特別注意。

## 7. 從遠方讓對方興奮的氣的房中術

前面已介紹在性行為的狀態下所進行的房中術，它是氣功法的一種應用。接著介紹用其他方法進行的技巧。

這種方法大致分為兩大部分，其中之一，是對象在眼前時所使用的技巧，另外一種，則是對象不在眼前所使用的技巧。當然，這些也是使用「氣」的房中術、及使用「神」的房中術的應用。

## ●對象在眼前時所進行的方法

這又可分為兩種方法。一種是以身體的一部分接觸對方而進行，另一種則是在完全分開的狀態下而進行的方法。兩種方法的技巧並沒有太大的不同，不過後者由於兩人沒有互相接觸，所以做起來困難多了。

就此意義而言，互相接觸而進行的方法比較適合初學者，而分開的狀態下所進行的方法，比較適合已經習慣、熟練的人。剛開始時，用互相接觸的方法去訓練使用「氣」的房中術的基本技巧，等到能做得不錯的狀態，再嘗試進行在分開的狀態下所進行的方法。

①彼此坐在對方的眼前。彼此輕輕握住雙手。然後先由男性發出自己的氣，讓它進入女性的手裡，沿著手臂、胸部的路線，以意識讓它循環下去（圖114）。

②等到氣的感覺變強之後（變清楚），便讓男性移開此氣的路線，以意識將它引導到女性的身體。接著，讓它停留於產生性反應的部位，例如：乳房、子

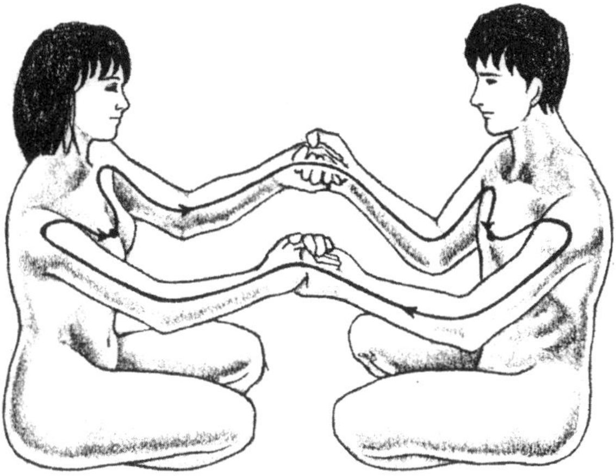

圖114

宮、性器等，觀察對方是否會興奮起來。而當氣停留下來時，如果有特別興奮的部位，之後便將重點置於此處，作重點式的「進攻」，使此部位興奮起來。

③最後，男性將興奮起來、呈高潮狀態的女性的氣，在兩人分開的情況下吸取過來。如果對方會有失去元氣的感覺，就要將吸取的氣的一半還給對方。

進行房中術時，為何需讓對方興奮起來呢？那是因為，在性交的最高潮時人往往會呈忘我狀態，而想將氣留下來的意識也會變得淡薄。也就是說，房中術正是趁那個意識的空檔來吸取氣的方法。

不過，在修行的階段時如果專吸取對

方的氣，也會損及對方的氣，所以應彼此互相吸取，避免單方面的吸取。

④等到彼此能接觸在一起的狀態下進行房中術，並吸取對方的氣之後。接著，便以彼此分開的狀態做做看。方法和做兩人周天時一樣。彼此距離二～五公尺面對面坐下，從自己的頭頂發出氣，讓它進入對方的頭頂，以意識讓氣在彼此的體內循環。

⑤這樣去做加強的感覺，接著便以和前面一樣的方法，將氣送入對方的性感帶，看對方反應如何。然後，便和②③所敘述的技巧完全一樣去做。

※　　※　　※

兩人接觸在一起的方法，如果沒有親密的對象便無法進行，但如果是彼此分開的方法，則無論任何對象、場所都能練習。

以房中術來說，此方法相當於使用「神」的房中術。和前述的「對象在眼前時所進行的方法」④⑤一樣，也是在彼此分開的狀態下進行。不同之處是，即使對象不在自己眼前也能進行。就此意義而言，這可以說有如魔術般的技巧。

其技巧和下面「使異性產生愛意的高等技巧」中的「使不在眼前的異性心朝

向自己的技巧」是共通的，所以在此一起加以說明。

## 8. 使異性產生愛意的高級技巧

在氣功法的房中術訓練中技巧有所進步之後，想讓沒有情侶關係的異性產生愛意，並非不可能。這樣說好像將它變成魔術了，令人不敢置信，但如果利用下面的技巧，就確實能做到。

### ●使眼前的異性心朝向自己的技巧

這裡所說的對象，如果是以在街上偶然看見那種程度的異性為對象，就有問題了。因為這樣一來，就變成和吸取行人的氣沒有兩樣。

也就是說，在此成為對象的人，是無論和自己是否親密的人，而日常便能接觸到的人，如果有這樣的異性，不妨使用此技巧一試。

此方法也和從陌生人吸取氣時一樣，可能有各種各樣的環境及條件，所以在此以學校及辦公室為例說明其技巧。

暫且假定一種狀況，也就是在教室或辦公室的任何一個地方。對象是坐在自己前面的人或背向自己的人，以這兩種狀況為主來加以說明（當然，和這兩種狀況相反也可以，坐旁邊的人也可以）。

①進行此方法的人，先從自己的頭部發出氣，經由空中，讓氣進入對方的頭頂。接著，以意識使氣在對方的體內移動，從腳部進入地面。然後，讓氣回到自己的腳部，就這樣經由自己的身體，又從頭部發出去。

這樣反覆做幾次，也就是悄悄地不要讓對方知道去進行兩人周天。

②長時間繼續做下去，就會變成對象彷佛和你以氣連接在一起的感覺，此時，就將對方的意識引導到自己這邊來。

這樣重複做幾次之後，對方就會開始表現出親密的態度，之後只要稍微抓住一次機會，兩人便能成為戀愛中的情侶。關於掌握機會的方法，已超過氣功法的範圍，所以請自行研究。

③使用此技巧時，實際上會有如下的反應，各位不妨作為參考。

・假定對方也一開始就對你有一點好感，那麼效果便會立刻顯現出來。
・如果不是這樣，便需花相當長的時間才能產生效果。
・如果對方很討厭你，更不會一開始便產生效果。不過，會有令人討厭的氣由對方傳向你這邊來。

所以，你最好不要有進一步的動作。能排斥這樣的情況而使氣和你相配合的那種對象，只有氣的力量異常強的正式氣功家才能做到。普通人在瞭解到對方討厭自己時，便應放棄、死了心，才不會發生問題。

這種技巧，乍看之下彷彿夢幻一般，但事實上它有氣的配合，成為其基礎。所謂氣的配合，便是在進行氣功治療之際，發出氣的氣功家和患者的氣成為同樣的節奏。

當然，氣的合一並不是僅在病人之間產生。當彼此互相將氣送出來時，即使是很普通的人之間也會產生這種現象。

舉例來說，兩個健康的人在進行兩人周天時，就會經由循環的氣在兩人的體內運行，兩人彷彿完全合而為一連結在一起，成為密不可分的一體了，那是因為氣合而為一，達到同一節奏的緣故。

不過，有時也要視對象是何人而定。有時很難使對方產生同一節奏的氣，那是什麼原因呢？又在什麼樣的情況之下？那是因為無法以意識使對方和自己保持同一節奏，發出同一頻率的氣。在這樣的情況下，無論多麼努力進行氣的循環，也無法使氣暢行無阻。

不過，一開始的時候即使兩人在心情上是無法契合的對象，如果彼此一直吸取對方的氣，那麼隨著氣流變得很順暢，彼此的心情也會變得較為契合。

如果彼此是同性，更會萌生夥伴意識的感覺，而倘若對象是異性，更會湧出像愛情一般的感覺。那是因為，氣和所謂感情的部分（和本能有關）的關係極為密切。

因此，氣的合而為一，就變成感情的融洽。

## ●使不在眼前的異性的心朝向自己的技巧

接著，介紹讓不在眼前的對象，或只能瞥一眼的對象（例如：每天只能在捷運中遇到的對象），或幾乎不能見面的對象產生愛意的技巧。

首先，只要一有看見對方的機會，便從遠處發出氣，悄悄地進行兩人周天。不過，如此一來會很難產生效果，所以應使用下面輔助性的方法。其中之一，便是照像的方法，還有一種則是默念的方法。

**・照像的方法**

要想盡辦法拿到對方的照片，或是從遠處拍照，然後將這張照片放在桌上等處，送出自己的氣，再由自己吸取照片的氣。

也就是說，以照片為對象進行兩人周天。接著，使用普通通過頭頂的方法，直接對照片送出氣，然後又直接讓氣回到自己的體內。

**・默念的方法**

這是在心中默念對方，然後向意中人悄悄地進行兩人周天。

【方法】坐下來冥想，將對方的模樣清清楚楚地想起。接著，向對方送出氣又收回來。此時，需儘量使用通過頭頂的方法，如果這樣還不能做得成功，就應使用從身體正面進行的方法。

這兩種方法都相當不容易做到，所以必須先做練習。另外，如果沒有相當的氣的力量，就不會產生效果。

## ●房中術的應用法

如前所述，這種技巧也可以應用於「對象不在眼前時的房中術」。

【方法】向對方的照片或在心中默念對方，彼此將氣送出去，這樣去進行房中術中所使用的技巧。接著，若經由氣能感覺到對方興奮起來，便可以吸取對方的氣。

當然，這樣做而沒有吸取氣時的特徵，也就是身體感覺很充實，也沒有輕微的麻痺感，便表示失敗了，完全無法產生效果。

在此只說明單方面從對方吸取氣的情形，但如果正是情侶關係，陷入熱戀之中，使用此技巧時，即使彼此分開得很遠，也一樣能感受到和性行為時同樣的感覺。的確像是魔術般，不過，只要真正熟練了氣功法，這樣的境界並非夢想。

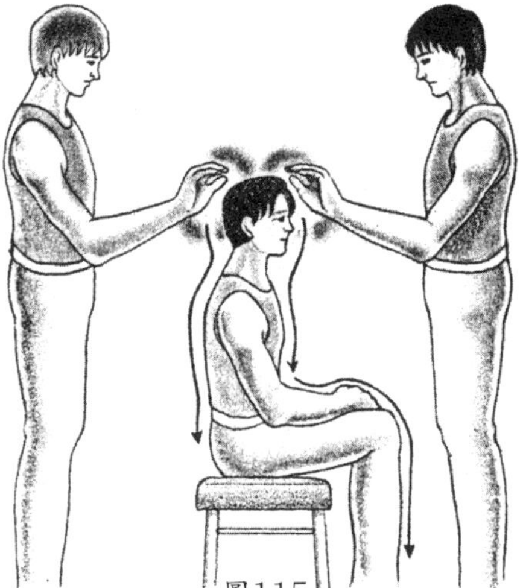

圖115

## 9. 氣功治療的兩種基本技巧

現在介紹成為現代氣功法基礎的領域，也就是以氣功法治療疾病的技巧。

### ●以外氣接收法尋找疾病的部位

這是以手掌或全身透視對方氣狀態的方法。雖有一點近似超能力，但這絕不是超能力，而是只要能有氣的感覺的人，任何人都能做到的技巧，非常普遍。

①以自己的手掌向著對方的身體，距離三～五公分，接著，慢慢地探查氣的感覺（圖115）。然後，如果感覺某一部位氣

的感覺和其他的部位不同，便將手掌停在那裡，進一步仔細地檢查究竟是什麼部位，有什麼樣的感覺。

②此時，如果有寒冷的感覺，或自己手掌的氣被吸走的感覺，便可以認為此人的疾病應是寒性疾病或是衰退性疾病。也就是說，對方該部位的氣不足。

相反地，如果有躁熱的感覺，或情緒不穩定的感覺，便可認為是熱性的疾病或是亢進性疾病。那是因為，氣集中於該部位的緣故。

不過必須注意的是：局部或全體氣的不一致，有時也會出現判斷不準確的，例如，某部位的氣不足，並不代表全身的氣不足。

③以手掌便能知道對方氣的狀態的人，接著便試試看是否能不用手掌就瞭然於心。

也就是說，和以樹木等為對象感覺到氣時一樣，去感覺從對方的身體所發出的氣看看。根據經驗，如果掌握到對方的氣，便可知道對方和自己身體同一部位會產生同樣的症狀。

無論如何，此方法是到前章為止的應用，只要是已經很能做到氣的感覺化的人，便能輕易地做到。

不過，問題是如果在治療的場所這樣做，氣會完全被取走，此時，治療是否能一方面防止這種狀況，一方面進行治療，成為一大課題。而此課題也和下面的外氣發射有關，所以接著詳細敘述其情形。

## ●以外氣發射治療疾病

這是為了將氣送給對方來治療疾病的方法，也是氣功治療的主要方法。技巧本身是簡單的，只要依如下的程序進行即可：

①從自己的手掌發出氣，經由空中，將氣送到對方患病的部位。

②此時，應使意識集中於對方的患部，而且相當深入，彷彿有透視患部的感覺。這種意識的訓練十分重要，因此需多加練習。

③中醫的外氣治療及手掌治療，是採用把氣送給對方來治療的方法，但根據經驗，也應按照是實症（熱症）抑或虛症（寒症），分別使用不同的方法較佳。

也就是說，如果根據中國醫學的原則，病患一直是實症（熱症）的情形時，就吸取病患的氣，而虛症（寒症）時，則應將病患的氣送出。

以上已經復習過氣功治療的初步步驟。現在要開始進入正題：「在氣尚未被取走的情況下進行的氣功治療法的技巧」。

## 10. 仙道氣功治療法的高級技巧

在進行氣功治療之際，問題的所在是氣會被取走及遭受邪氣這兩點。這兩大問題，凡是從事氣的醫學的人應該都會困擾不已。而且愈是手法高明的人，愈會為了這些問題而大傷腦筋。

總之，治療者為對方治療的程度有多少，相對地自己的身體也會損傷多少。那是因為連一向誇示有多麼高強力量的中國氣功醫療師們，也都有這種困擾，不能保證自己不會減損氣的力量及受到邪氣的干擾。

對於這件事的答案，我只能說，最好不要進行這種治療法。

儘管如此，事實上對以氣功治療為職業的人或業餘的氣功治療師來說，要他們放棄醫療的工作，根本是不可能的。

因此，第二個方策是，將前述的兩大問題抑制在最小限度，研究是否有任何方法可行。關於這點，下面便是其技巧。

## ●使用穴道的外氣發射法

這是目前中醫界仍在使用的方法，是比較進步的外氣發射的技巧，它並不是氣送到對方的患部，而是送到距離患部很遠的穴道的治療方法。也就是將氣只送到經絡醫學上所謂的穴道裡去，而以少許的氣產生治療效果。

目前用法最多的便是印堂（兩眉之間）、合谷（拇指及食指之間的虎口）兩個穴道。

不過，有些人會利用其他各種不同的穴道。至於能利用多少穴道，就和那人對經絡醫學知識的深淺大有關係。

很遺憾地，本書並未對穴道的效果作進一步的詳細介紹，如果想知道得更多，可以閱讀有關穴道的書籍或針灸麻醉的書籍。

## ●利用經絡的外氣發射法

這是一位姓張的台灣中醫所提出的方法，它不僅利用穴道而已，而且也利用經絡本身的方法。不過，並不是將自己的氣送到對方的經絡，而是先以經絡醫學的知識診斷對方究竟哪一個經絡有了毛病，然後再向對方的穴道，發出和該經絡同樣經絡的氣。

也就是說，選擇自己某個經絡送給對方氣。如此一來，不但效果宏大，而且氣的損耗也會少一點。不過，如果沒有相當的經絡醫學方面的知識，就無法進行。所以，它可以說是只適合於中國醫學專家的方法。

## ●利用外界之氣的方法

這並不是利用自己的氣，而是利用其他物體的氣來治療對方的方法。也就是自己本身只是成為氣的導體而已。

做法很簡單。向著人、樹木、電線類、熱源等物體，仰起一隻手（如果是電線便用手握住），吸取其氣，然後從另一隻手將氣送到對方的患部。

當然，也可以送到經絡或穴道去，但如果是不具備這方面知識的人，就沒有這麼做的必要。

利用外界之氣的方法中，還有另外一個技巧。那就是，不以自己的身體為導體，而以意識直接將氣送給患者的方法。

舉例來說，從遙遠的樹木或神秘的圖形發出氣，以意識引導這股氣，將它送到患者的患部。

如此一來，因為自己的身體完全和患者無關，所以，絲毫不會像前面的方法那樣，需擔心自己的氣會被取走。

不過它也有一項缺點，那就是想要這麼做的人，必須相當熟練於以意識遙控氣。這點對那些只能感覺到氣從體內通過的人來說，根本就辦不到。

就此意義而言，此方法比起前面的方法，可以說是更高級的技巧。

這種技巧，和後述的「避開來自別人的邪氣的方法」幾乎完全一樣，請參照此部分。

## ●動對方的氣而治療疾病的方法

總之，因為是想輸送氣來治療對方，所以自己的氣才會被取走。如果有「一開始就不給對方氣」的想法，這樣的治療就太離譜了，也失去其意義。但是，想這樣做並不是不可能。那是因為，人必須生存下去，無論是患了多麼嚴重疾病的病人，身體還是必須充分貯蓄活下去所需要的氣。

如果一個人的氣已經消失殆盡，則他很可能會立即死亡。也就是說，即使是重病的人，也只不過是氣極端地失去平衡而已。所以，只要設法使病人恢復元氣，便可治療疾病，這便是此方法的想法。

具體地說，只看患病的部位，如果氣較虛，仍不可斷定那人其他的部位氣不一定較虛（有一個地方虛，一定有一個地方是實），只要用手掌將那部位的氣引導過來，送到患部去，便可改善病症。

這是以自己的意識去控制別人身體的機能，所以，這種方法可以說是一種超能力。說得極端一點，能精通此方法的人，如果向著對方的腦部如法炮製，便能隨心所欲地操縱對方，讓他照著自己的意思去做任何事情，那真是太神奇了！

另外，使用此方法時，絕不可讓對方的心和自己的心相通。否則最後自己的氣就會在一瞬間被對方取走，這是最必須注意的。

## 11. 移開朝向自己的邪氣使它往別的方向去的技巧

本書所介紹過的各種氣的控制法，全都是以自己為中心的方法。也可以說是站在主動的（換言之即攻擊的）立場的控制技巧。

然而，這個世界上並非只有你自己一人懂得這樣的技巧。有相當多的人在有意識或無意識中都使用了這種技巧。

比方說，除了氣功家之外，還有擅長西洋魔術的人、密教行者、通靈者等領域的人士，他們都是氣的力量很強的人，也都有意識地這樣做。另外，即使是很普通的人，也會懂得趁對方精神上、肉體上虛弱的機會，取走對方的正氣，使邪氣朝向別的方向去。總之，如果掉以輕心，你寶貴的氣，就會遭受對方的攻擊，成為毀滅的狀態。

要防止這種情況，便要用到下面所介紹的技巧。也就是上面所說的攻擊性技巧，含有防衛意味的技巧。

筆者也在進行氣的感覺化訓練之後，在尚未能完全控制氣的情形下，為了這件而傷透腦筋，每天苦思不已。例如，當我和有胃病的人談話時，會將他的疼痛移到我自己身上來，當我同情精神上有問題的人時，成為其問題的原因的心理狀態，也會轉移到我內心。

當我遇到彼此不投緣的人時，更是大事不妙了。因為只要兩人的視線一相接，就會有很嚴重的邪氣向我這邊衝過來。這樣一來，對方雖然會覺得很舒暢，但我的精神及肉體就會隨之遭受很不協調的打擊。

我有一段時期即為了設法解決這個問題，而拼命地想著良策，結果想出來的便是防禦法，也就是下面所介紹的方法。

這是移開朝向自己的邪氣的方法，有製造障礙及完全阻擋兩種方法。其中關於製造障礙的方法，已在以樹木及電線類為對象的方法中介紹過，所以在此只敘述移開邪氣的技巧。

這是對發出邪氣的對象很清楚時所使用的方法（發出邪氣的對象不確定時，便製造障礙以阻擋）。

在此暫且以對象在眼前為前提來敘述，不過，即使對象不在眼前也無妨。最重要的是，那種情況下必須對氣的控制相當熟練才可進行。

當朋友等人身體狀況有一點不舒服，無意識地發出邪氣時，便可將他作為訓練的對象。

以下先來敘述利用這種對象的方法。

①如果感覺到有邪氣的存在，便用手掌以彷彿有某種東西閃過一般的手掌，使朝向自己而來的邪氣移開到自己的身旁去。當然，不要只做一、二次便停止，應持續下去，直到以此動作使邪氣完全移開為止（圖116）。

【注意】開始時，不可以告訴朋友有關這次訓練的事。因為如果一開始便告訴對方，一定會遭到失敗的命運。所以，你要若無其事地一直做著這項練習，等到你完成練習之後，再告訴朋友。

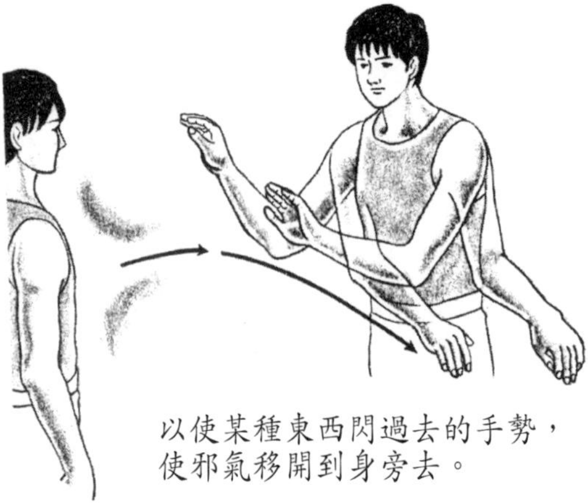

以使某種東西閃過去的手勢，
使邪氣移開到身旁去。

圖116

②如果除了自己和對方之外有第三者（對氣的感覺較敏感或是女性比較適合）在場，便將邪氣移開到那人身上去。這樣做之後，看看那人接受邪氣之後變成何種情況。

③如果有機會碰上可以成為實驗對象的人，每次都用手掌去練習移開邪氣的技巧，等到懂得要領之後，便不用手，練習只以眼睛及意識去移開邪氣。

④這種方法，是先以眼睛（視線）抓住對方所發出的邪氣，然後只以意識使它流向旁邊或第三者（圖117）。

很難抓住要領的人，便以意識強烈地默唸「到那邊去吧！」或在心中很清楚地

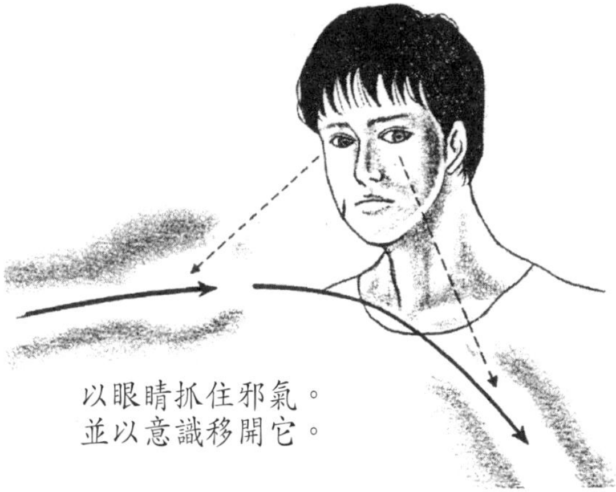


圖117

浮現移開邪氣的景象。

不過，這樣的方法可以說是魔術的、靈異的氣功法，所以，希望以眼睛去進行移開邪氣的人，還是應經由眼睛去抓住氣的感覺，面對邪氣，需有面對實際存在物體的感覺，這樣去移開邪氣比較好。

## 12. 超能力氣功法的終極目的為何？

一般而言，想要吸取氣時，便將人、樹木或電線類所發出的氣當作對象來使用。但是，已經能完全掌握氣的世界的人，並不限於這些對象。他們能從任何對象強烈地吸取氣。

最簡單的便是，吸取大地之氣的方法，而這並沒有必要尋找一個良好的場所。將意識集中於地下數十公尺到數百公尺的深處，這樣去吸取氣。大概是因為如果真是那麼深，則風水的好壞就沒什麼意義了。就這樣強烈而令人難以置信地將氣吸入體內。

最有趣的是使用雷的能量的方法。在打雷的日子，有意識地吸取空中所發生的強烈的電氣能量。

筆者以此方法，吸取了非常大的氣的力量。最強力的是，打雷時自己距離很近，好像就打在自己身上一樣，此時，如果接受了這股力量，就會有整個身體都燃燒起來的感覺。

除此之外，颱風時巨浪拍打岸邊的那種能量，也是很好的對象，總之，想要吸取氣（能量）的對象多得不勝枚舉。

甚至，還有從什麼都沒有的「虛空」吸取氣的方法。

古時候的仙人，能呼風喚雨，讓大自然在霎那之間改變，可能便是因為他們完全精通於這樣的技巧，而能隨心所欲地加以控制。

不管怎麼說，不斷地控制從一切東西所發出的氣，不久之後，便能隨心所欲地控制存在於大自然的一切能量。

事實上，這便是以超人為目的氣功法的終極目標。

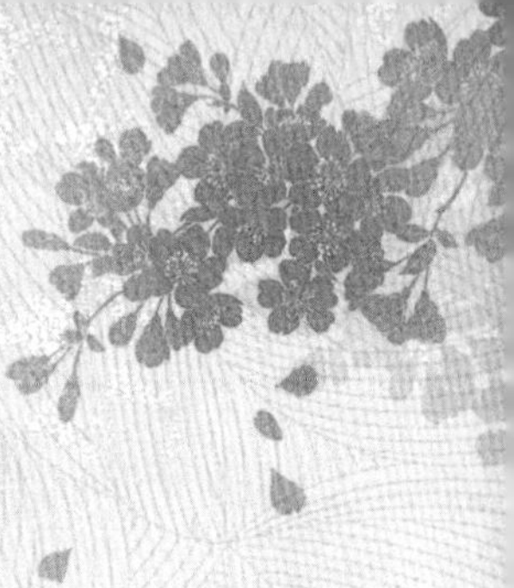

*note*

# 仙道氣功法及應用

原　　著｜高藤聰一郎
選 輯 者｜陸明

發 行 人｜蔡孟甫
出 版 者｜品冠文化出版社
社　　址｜台北市北投區（石牌）致遠一路 2 段 12 巷 1 號
電　　話｜(02)28233123・28236031・28236033
傳　　真｜(02)28272069
郵政劃撥｜19346241
網　　址｜www.dah-jaan.com.tw
電子郵件｜service@dah-jaan.com.tw
登 記 證｜北市建一字第 227242 號

承 印 者｜傳興印刷有限公司
裝　　訂｜佳昇興業有限公司
排 版 者｜千兵企業有限公司
初版1刷｜2013 年 2 月
初版5刷｜2024 年 4 月

定　　價｜300 元

國家圖書館出版品預行編目（CIP）資料

仙道氣功法及應用 / 高藤聰一郎原著 ; 陸明選輯
— 初版 — 臺北市，品冠文化出版社，2013.02
面；21 公分 — (壽世養生；6)
ISBN 978-957-468-932-3 ( 平裝 )
1.CST: 氣功
413.94　　101025656